ISBN 3-928288-03-2

Original-Ausgabe - Norderstedt: Kolibri, 1992
Copyright by Kolibri Verlags GmbH, D-W-2000 Norderstedt
Alle Rechte vorbehalten

Titelseite: Idee nach Antje Kuli, Feldkirch (Österreich)
Titelfoto: Alexander Hewer, Kassel
Fotos (überwiegend): Alexander Hewer, Kassel
Fotos (Vereinzelt): F. Fett, Kassel, R. Heimann, Kassel, K. Moegling, Immenhausen
Lektorat: Barbara Riewe, Hamburg; Helmut Oberlack, Hamburg
Gestaltung und Satz: Gudrun Müller, Hamburg
Lithographie: Karo-Line, Hamburg
Druck und Bindearbeiten: Arthur Brünnler, Norderstedt

Barbara und Klaus Moegling

T a i j i z u z w e i t

Partnerübungen des Taijiquan

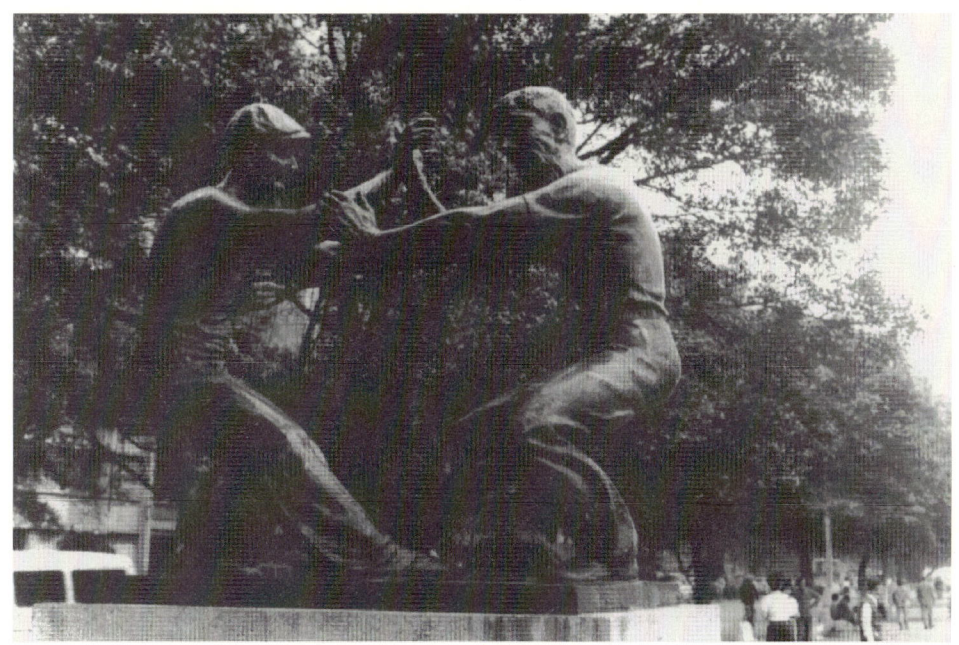

Taiji zu zweit

Am Anfang bist Du steif,
ständig Yang, ohne Leere.
Dann entdeckt ihr zu zweit,
wie Weichheit sich mehre.
Vielleicht bist Du auch nur Yin
und entdeckst erst Yang.
Zu zweit findet ihr den Sinn,
im Tuishou, den Weg entlang.
Erst willst Du es fassen,
vor dem anderen glänzen.
Bald werdet ihr es lassen,
einander ergänzen.
Zwischenleibliches Spüren
mit dem Partner eins.
Tanz zu zweit, der Atem Dein Mantra,
Tuishou fließend wie das Wasser.
Dao zwischen zweien - Dao-Tantra.

K.M.

Inhaltsverzeichnis

Vorwort

Besonders das Partner-Taiji hat uns gezeigt, wie umfassend und vielfältig der Weg des Taijiquan ist.

Es handelt sich hierbei um einen ganzheitlichen Erfahrungsweg, der uns über unsere Grenzen hinaus zu führen sucht. Das Partner-Taiji versucht dies für die schwierigste Situation - nämlich dort, wo wir nicht für uns allein, sondern mit einem anderen Menschen zusammen sind. Die Versuchung ist groß, auch hier zu dominieren. Doch das Partner-Taiji ist so angelegt, daß es uns immer wieder auf jemanden stoßen läßt, der uns Bescheidenheit lehrt.

Auch dieses Buch ist wieder aus unseren Übungen heraus entstanden.

Immenhausen, im August 1991

Barbara und Klaus Moegling

Sinngehalt und Prinzipien des Partner-Taiji

Taiji-Partnerübungen

- Eine Einführung -

Am Ufer des Perl-Flusses, des großen Stroms, der durch Guangzhou (Kanton) fließt, sind tagsüber viele Taiji-Spieler zu sehen, die in unterschiedlicher Art und Weise ihr Taiji üben. Sind normalerweise in den Parks von Guangzhou Taiji-Übende nur morgens zwischen 6.00 und 7.00 Uhr, also vor der Arbeit, zu finden, so gibt es ein paar Orte in der Stadt, an denen den ganzen Tag über Taiji im Freien geübt wird. Der mit Platten ausgelegte Uferweg des Perl-Flusses ist ein solcher Ort. Hier treffen sich auch sehr viele Taiji-Liebhaber, die dort miteinander üben, erzählen und Erfahrungen austauschen, einander zuschauen und wieder üben. Es ist dort ein entspanntes kommunikatives Treiben zu beobachten.

Dort sieht man eine Kleingruppe, die sich in den Einzelformen des Taiji übt. Eine weißhaarige, ältere Dame kommt rhythmischen Schrittes den Uferweg entlang. Sie legt ihren Weg in einer der typischen Qigong-Bewegungen zurück. Schritt vor, Hüftdrehung, Arme zur Seite. An verschiedenen Stellen des Uferwegs bewegen sich Übende in den verschiedenen Taiji-Formen. Unterschiedliche Stile sind zu sehen, der Yang-Stil überwiegt. Etwas weiter hinten ist ein Jugendlicher zu sehen, der sich - mit nacktem Oberkörper und einer gelben Jogging-Hose bekleidet, im Kranich-Qigong übt.

Weiter vorn ist eine Stelle am Uferweg, die eine Besonderheit aufweist. Hier steht eine Tuishou-Skulptur. Zwei Männer sind zu sehen, die miteinander Partner-Taiji praktizieren. Bei diesem Standbild treffen sich die einheimischen Experten des Partner-Taiji, diejenigen, die besonders viel Freude am Taiji zu zweit haben.

Besonders zwei Taiji-Spieler sind es, die ins Auge fallen. Es sind zwei ältere Herren, deren freies Spiel zu zweit wie ein leichtfüßiger und gekonnter Tanz aussieht. Zu erkennen sind Griffe, Stoßbewegungen, Ziehen, Drücken, Ablenkbewegungen, Drehungen und Schritte, die fließend und ohne erkennbaren Ansatz ineinander übergehen. Die Bewegungen sind etwas schneller und dynamischer als in den Solo-Formen des Taiji und dennoch ist immer wieder der Hang zur Zeitlupenbewegung, zum langsamen und ruhigen Bewegungsfluß zu erkennen. Daher wirken die Bewegungen auch nicht kämpferisch-aggressiv, sondern eher friedlich und Harmonie ausstrahlend. Beide

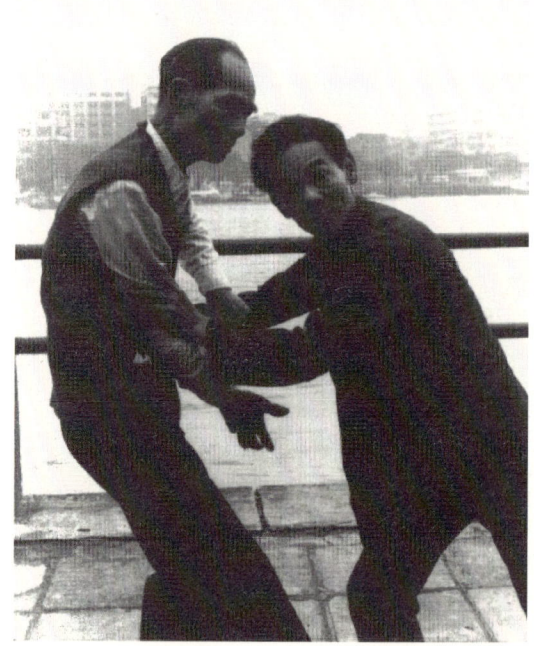

Chinesen scheinen sehr gut aufeinander eingespielt zu sein. Sie verraten uns hinterher, daß sie bereits seit Jahrzehnten an diesem Ort miteinander üben. Jeder kennt den anderen sehr genau und doch nimmt das Taiji zu zweit immer wieder eine überraschende Wendung, auf die mit großer Aufmerksamkeit und mit viel Einfühlungsvermögen reagiert werden muß.

Beim Partner-Taiji der beiden älteren Herren handelt es sich bereits um eine hochentwickelte Stufe - dem freien Spiel zu zweit. Vor diesem an Spontaneität und kreativem Bewegungsverhalten orientierten Partner-Taiji stehen jahrelange Wiederholungsübungen in einer Vielzahl unterschiedlicher und genau festgelegter Formen. Hier wird die Weichheit, die Aufmerksamkeit und die Sensibilität für das freie Partner-Taiji entwickelt.

Wir üben uns nun seit Anfang der achtziger Jahre systematisch und regelmäßig in den Bewegungsweisen des Partner-Taiji. Für unsere Beziehung war dies nicht unwesentlich. Auch den beiden älteren Chinesen am Uferweg des Perl-Flusses war anzumerken, daß sie eine tiefergehende Freundschaft miteinander verband.

Wir, Autorin und Autor, sind der Auffassung, daß das Partner-Taiji unserer Beziehung gut getan hat. Gerade die festgelegten Formen des Taiji zu zweit gaben uns immer wieder die Gelegenheit, auch ohne Worte zu kommunizieren. Wir konnten so auf einer sehr direkten und klaren Art auch zwischenkörperlich spüren, an welchem Punkt unserer Beziehung wir uns in diesem Moment miteinander be- fanden und oft auch zu den Ursachen von Problemen finden, die in einer Unausge- wogenheit unserer Beziehung zu suchen waren.

Vieles läßt sich über sich selbst und über den anderen im Partner-Taiji erkennen. Das Partner-Taji ist ein ausgereiftes Übungssystem, das uns über das Selbstverteidigungsspiel hinaus, eine Menge Hinweise geben kann, wie weit wir von der idealen Wahrnehmung noch entfernt

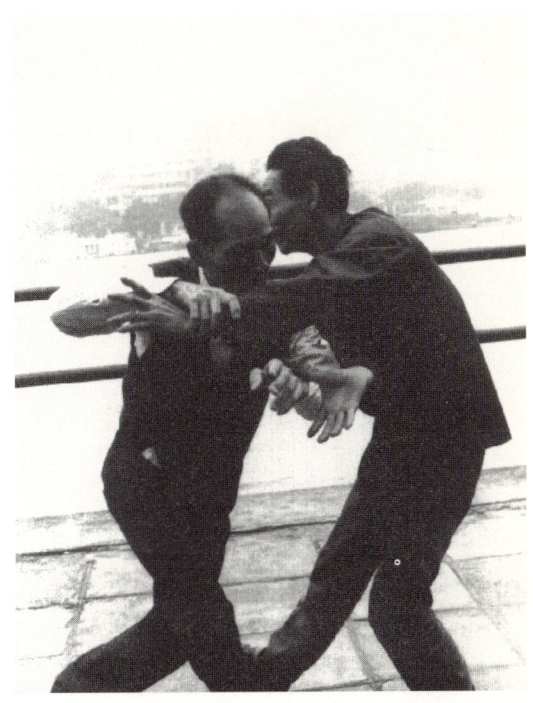

sind und wo unsere Stärken und Schwächen liegen, so daß die Beziehung zueinander auf eine direkte Art offenkundig wird. In diesem Sinne versuchen wir auch nach langen Jahren des Übens mit viel Bescheidenheit an die Partnerübungen heranzugehen - wohl wissend, daß erst die jahrzehntelange Übung an das Ideal des Taiji zu zweit, aber auch der gereiften Partnerbeziehung heranführt. Hiermit ist jedoch kein festgelegter Idealzustand gemeint, sondern die natürliche Wachheit und Sensibilität, die dem ständigen Wandel alles Lebendigen entspricht und ein Verhalten gegen den großen Fluß bereits im Entstehen erkennen und vermeiden hilft.

Die Taiji-Partnerübungen
und das Übungsgut des Taijiquan

Die Bewegungsqualität des Taijiquan ist durch sanfte und fließende Bewegungen gekennzeichnet. Es sind Zeitlupenbewegungen, die mit dem langsamen Fließen eines Stroms, gemächlich und dennoch leicht vorbeiziehender Wolken am Himmel oder dem sanften Wiegen der Ähren im Kornfeld verglichen werden können. Verwurzelt mit der Erde und aufgerichtet zum Himmel zieht der Taiji-Übende seine Bahnen, wohlwissend, daß dies die Bahnen von Wind und Wasser sind.

Er fühlt sich in seinen Übungen eins mit den natürlichen Kräften, bewegt sich mit ihnen.

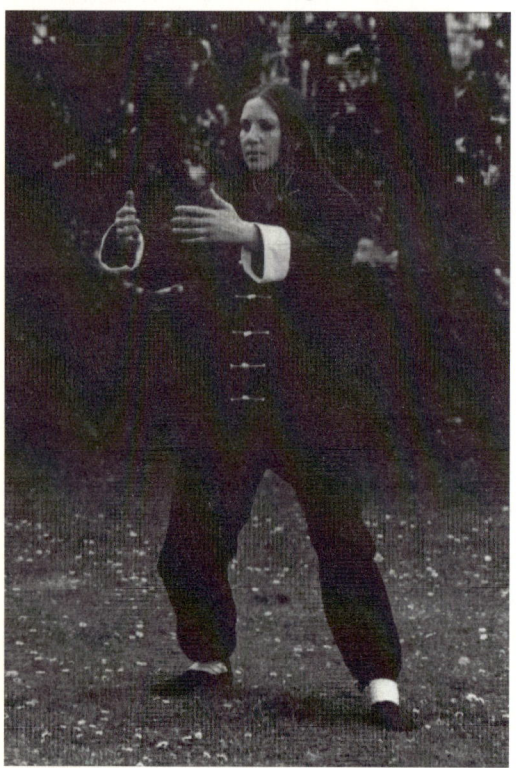

Abb.1

Der Mensch kehrt im Taiji zurück zu seiner verlorengegangenen Natürlichkeit und gibt die Trennung auf, die ihm eine hochentwickelte Industriegesellschaft und deren Sozialisation abverlangt haben. Eins werden mit dem Dao - dem Weg der Einheit mit dem höchsten Gesetz (Taiji), dem hinter allem stehenden Prinzip. Auch im Taijiquan geht es um die Einstimmung auf transzendente Zusammenhänge und den Tanz im Einklang mit dem Geahnten.

So ist auch der Name des Taijiquan zu verstehen: Bewegungskunst im Einklang mit dem erhabenen Letzten. Das Wort 'Quan' deutet auf den Ursprung aus den alten Kampfkünsten hin, meint aber eine Form geistig gewordener Bewegungskunst, die 'geleerte Faust' übersetzt werden kann.

Das Übungsgut des Taijiquan läßt sich in Einzel- und Partnerformen unterteilen. Der Anfänger beginnt, nachdem er in das Bewegungsgefühl und die Grundprinzipien des Taijiquan eingeführt ist, zunächst mit den Solo-Formen. Zur Einführung in die Grundprinzipien können kleinere Taiji-Formen verwendet werden, wie z.B. die 5-Elemente-Übungen 'Harmonie', 'Fünf Räder' (Abb.1) oder atemgymnastische Bewegungsformen aus dem Umfeld des Taijiquan wie der 'Tagesablauf der Krähe' oder 'Die achtfache elegante Bewegungsreihe'[1] (Abb. 2).

Hierauf aufbauend erscheint es sinnvoll - im Sinne der Methodik vom Einfachen zum Schwierigeren - die 24 Bewegungsbilder umfassende 'Peking-Form' zu vermitteln[2]. Sind die einführenden Formen gemeistert, so kann mit den vertiefenden Solo-Formen begonnen werden. Insbesondere ist hier die 'Lange Form' (Yang-Stil: 85, 88 bzw. 108 Bewegungsfolgen[3]) zu

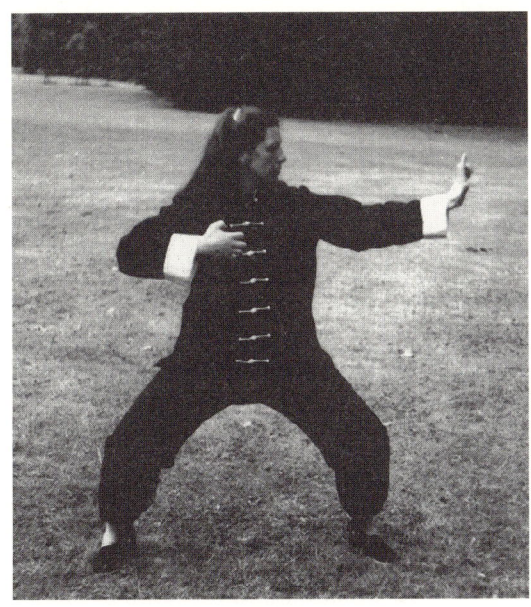

Abb. 2

nennen, die den eigentlichen Kern des klassischen Übungsgutes ausmacht. Bewegungsnamen wie 'Der goldene Hahn steht auf einem Bein', 'Die Schlange kriecht hinunter' oder 'Die schöne Frau am Webstuhl' (Abb. 3) können verdeutlichen, daß die Motive gewissen Tierbewegungen und Arbeitsbewegungen sehr ähnlich sind. Durchgängig ist eine Entlehnung aller Bewegungsmotive aus dem Selbstverteidigungsbereich. Jede Einzelsequenz[4] läßt sich aus ihrer Bedeutung für die Selbstverteidigung ableiten.

Auch die Fortsetzung des Taiji-Bewegungsstudiums mit einer Waffen-Form, z.B. Taiji-Schwerttanz oder Taiji-Stocktanz, kann hier bereits sehr sinnvoll sein. So praktizieren und lehren wir auch in diesem Übungsstadium die in China sehr verbreitete Schwert-Form mit 32 Bewegungsfolgen[5].

Mit dem Partner-Taiji fängt man erst an, wenn bereits einige Fortschritte in den Solo-Formen erzielt wurden. Wenn der Übende die Bilder der Einzel-Formen auch körperlich verstanden und die nötige Weichheit und das Spüren innerer

Energien entwickelt hat, so ist er bereit für das Taiji zu zweit.

Das Übungsgut des Partner-Taiji ist ebenfalls gestaffelt vom Leichten zum Schwierigeren. Bereits recht früh können Partnersensibilisierungen zu zweit oder in der Gruppe mit vorbereitenden Übungen vorgenommen werden. Allmählich wird übergeleitet zu den einfacheren klassischen Techniken der 'Schiebenden Hände' (Tuishou).

Dies sind zunächst Techniken mit einer Hand und ohne Schritte. Kompliziertere Tuishou-Praktiken werden beidhändig, mit Schritten und unter phasenversetzter Anwendung verschiedener Angriffs- und Abwehrtechniken ausgeführt. Ist dies nach vielmaligen Wiederholungen gemeistert, kann der Lehrer den Schüler zum 'Grossen Ziehen' (Dalü) führen. Hier werden weitere Taiji-Grundtechniken, mit kreisenden Schritten, in alle Himmelsrichtungen ausgeführt.

Bereits während der fortgeschreneren Studien im Partner-Taiji kann in ersten Versuchen begonnen werden, mit freier Anwendung der gelernten Bewegungen

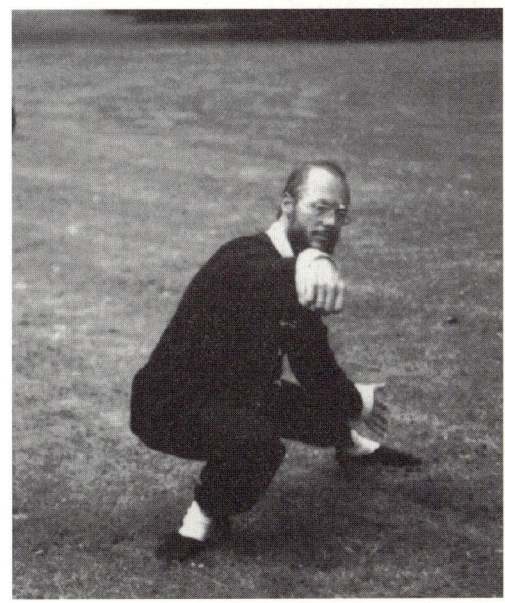

Abb. 3

zu reagieren. Hierbei geht es aber noch nicht um die freie Anwendung der klassischen Taiji-Techniken (Stoßen, Drücken, Ablenken, Ziehen, Nach-Unten-Ziehen, Spalten, Mit-Dem-Ellenbogen-Stoßen, Mit-Der-Schulter-Stoßen) sondern um flexibles Sinken, Impulsannehmen, Ausweichen und Ablenken von Handimpulsen, die vom Partner unvermittelt kommen.

Nach Jahren des Studiums von Taiji-Solo-Formen und Partner-Formen besteht die Möglichkeit, mehr und mehr in die freie Anwendung der Tuishou- und Dalü-Techniken in Verbindung mit weiteren Bewe-gungsvariationen eingeführt zu werden. Das Sanshou ('Zerstreuen der Hände' oder 'Die sich frei ausbreitende Hand') umfaßt alle denkbaren und sinnvollen Taiji-Techniken, die geeignet sind, auf Angriffsimpulse eines Gegenübers im Sinne des Taiji zu reagieren. Vorbereitende Körperarbeit zu zweit und in der Gruppe, zehntausend Wiederholungen der Solo- und Partner-formen haben den Taiji-Schüler hierfür reifen lassen.

Dies ist ein langer Weg, aber jeder Schritt lohnt sich und ist für sich bereits eine großartige Erfahrung.

Übersicht über die Einführung und Vertiefung der Studien des Taijiquan

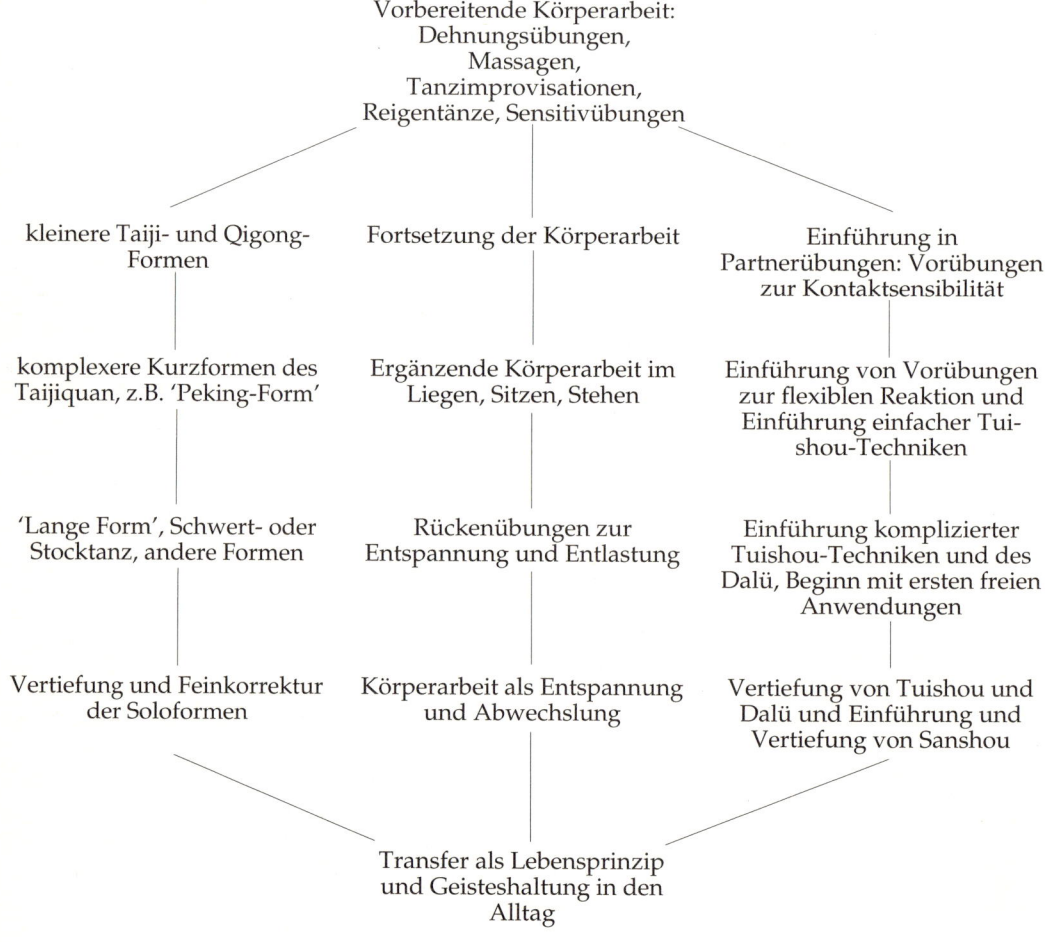

EXKURS
Die historische Entwicklung des Taijiquan

Das Übungsgut aller Stilarten des Taijiquan wurzelt in den Jahrtausende alten daoistischen Meditations- und Gesundheitspraktiken und den Kampfkünsten (Wushu) des alten China. Im letzten Jahrtausend entwickelten sich in einem Prozeß 'bewegungskultureller Alchemie' ausgefeilte Kampfkunstwege, die als innere Kampfkünste bezeichnet werden könnten. So erarbeitete Zhang Sanfeng, in der Legende der eigentliche Begründer des Taijiquan, zwischen dem 12. und 14. Jahrhundert die Grundlagen des Taiji als Stil des 'Inneren Boxens'.

Der offiziell anerkannte Entstehungsort des Taijiquan jedoch ist die zentralchinesische Provinz Henan. Dort lebte der Clan der Chen-Familie, aus deren Reihen der Chen-Stil des Taijiquan hervorkam. Dem Begründer des heutigen verbreitetsten Stils - des Yang-Stils - Yang Luchan (1799-1872) gelang es, in der Chen-Familie von Chen Changxing (1771-1853) als Schüler akzeptiert zu werden und in die über 200 Jahre streng gehüteten Familiengeheimnisse des Taijiquan eingeweiht zu werden. Yang Luchan lernte 30 Jahre in der Chen-Familie die alte Chen-Solo-Form (Laojia), das Partner-Taiji und dessen freie Anwendung sowie die verschiedenen Waffenformen.

Yang Luchan gilt als einer der wichtigsten Lehrer des Taijiquan, da er nach Jahrzehnten des Studiums und langen Jahren des Lehrens das Taijiquan so veränderte und in Form brachte, daß es einen Funktionswandel von der Selbstverteidigung hin zur verbreitungsfähigen Gesundheitsübung vollziehen konnte. Er befreite die Solo-Form von sehr schwierigen und den kontinuierlichen Fluß störenden Bewegungen

wie Sprüngen, heftiges Fußstampfen, abrupten und kraftvollen Bewegungen.

Neben der Yang-Schule entwickelte sich die Chen-Schule weiter. Es entstanden des weiteren,der Wu-Stil (neuer und alter Wu-Stil), der Sun-Stil, der Hao-Stil neben anderen kleineren Taiji-Zweigen. Da der Yang-Stil am verbreitetsten ist und wir auch selbst den Yang-Stil zu pflegen versuchen, sollen sich die weiteren Ausführungen auf das Übungsgut dieser Stilrichtung beziehen.

Jede Generation der Yang-Familie hat nun in Folge von Yang Luchan den Yang-Stil geprägt und verändert. Die beiden Söhne von Yang Luchan - Yang Jianhou und Yang Banhou - überarbeiteten seine Formen, und auch der heute als besonders bedeutend angesehene Enkel Yang Chenfu - Sohn von Yang Jianhou - entwickelte das Taijiquan weiter[6]. Auch er hatte die gesundheitliche Bedeutung des Taiji erkannt und arbeitete in diesem Sinne das Übungsgut konsequent durch. Es entstand die 88 bzw. 108 Sequenzen[7] umfassende 'Lange Form', die wiederum von seinen vier Söhnen - Yang Shouzhong, Yang Zhenming und den heute noch lehrenden offiziellen Repräsentanten des Yang-Stils Yang Zhenji und Yang Zhenduo - geprägt wurde.

Wenn also heutzutage von einer Organisation in Europa mit dem Etikett 'Der authentische Yang-Stil' geworben wird, so ist festzustellen, daß es den Yang-Stil als etwas Feststehendes niemals gegeben hat, d.h. daß niemand die Authentizität für sich allein beanspruchen darf. Jede Generation der talentierten Taiji-Meister der Yang-Familie hat ihre Lehrfahrungen und Fähigkeiten hinzugegeben. So hat der Yang-Stil von Generation zu Generation hinzugewonnen und entwickelt sich mit jeder Generation weiter. Das Taijiquan stellt kein starres, sondern eben ein äusserst lebendiges Bewegungssystem dar, das sich nicht auf alle Zeiten konservieren läßt.

Inzwischen gibt es in Europa zahlreiche, sorgfältig ausgebildete Taiji-Lehrer, die den unterschiedlichsten Stilrichtungen des Taiji und auch des Yang-Stils verpflichtet sind. Insbesondere der Schüler von Yang Chengfu, Zheng Manqing (1900-1975), hat in den USA und in Europa zahlreiche talentierte Lehrerschüler hinterlassen: William C.C. Chen und Chi Chiangtao in der 2. Generation sowie Toyo und Petra Kobayashi, Christa Proksch und Luis Molera in der 3. Generation, um nur die zu nennen, die uns näher bekannt sind.

Auch Yang Zhenduo - der Urenkel von Yang Luchan und jüngster Sohn von Yang Chengfu - lehrt in bestimmten Abständen in Europa. Er genießt große Anerkennung in China und ist dort Ausbildungsleiter für Taiji-Lehrer, die aus dem ganzen Land zu ihm kommen, um mit ihm zu arbeiten. Schüler von ihm, z.B. Sui Qingbo und Jian Guiyan, verbreiten auch in Europa den Yang-Stil bzw. haben aus Europa anreisende Schüler in China. Auch wir beziehen unsere Übungstradition auf Yang Zhenduo - und somit letztlich auf die verschiedenen Generationen der Yang-Familie - und haben Kontakt zu seinen direkten Lehrerschülern.

Wir möchten nun hieraus kein neues Etikett, verbunden mit einem Alleinvertretungsrecht entwickeln. Alle Stilrichtungen, die auf den grundlegenden Prinzipien des Taijiquan fußen, sind eben authentisch, und kein Stil ist authentischer als der andere. Wir sollten hier in gegenseitiger Achtung und Toleranz im besten daoistischen Sinne miteinander umgehen und kein Geschäft aus einem vermeintlichen Monopolanspruch machen. Diese Auffassung findet übrigens einen breiten Konsens bei den uns bekannten Taiji-Lehrern und sollte daher auch an dieser Stelle in aller Sorgfalt und Breite historisch abgeleitet werden. Vielleicht kann hiermit die Diskussion um das leidige Thema 'authentischer Yang-Stil' beendet werden, so daß hierdurch keine weiteren Energien mehr gebunden werden und wir uns alle den wesentlichen Angelegenheiten zuwenden können.

Übersicht über den historischen Ursprung des Yang-Stils

```
----------------------------------
Jahrtausende alte Bewegungs- und
Atemübungen und Kampfkünste
----------------------------------


----------------------------------
Zhang Sanfeng
12. oder 13./14. Jahrhundert
----------------------------------


----------------------------------
Chen Wangting
1597 - 1664
----------------------------------


----------------------------------
Chen Changxing
1771 - 1853
----------------------------------


----------------------------------
Yang Luchan
1799 - 1872
----------------------------------


----------------------------------
Yang Jianhou
1839 - 1917
----------------------------------


----------------------------------
Yang Chenfu
1839 - 1936
----------------------------------


-------------- --------------- --------------- ------------
Yang Shouzhong  Yang Zhenming
Yang Zhenji     Yang Zhenduo
-------------- --------------- --------------- ------------
```

Körperhaltung und Bewegungsprinzipien im Partner-Taiji

Die Bein- und Fußarbeit

Im Wissen, daß ohne eine tiefe Verwurzelung und Erdung im Taiji nichts gelingen kann, bauen wir unsere Ausführungen von unten nach oben auf.

Ähnlich wie in den Solo-Formen des Taijiquan dominiert die Bogenschützenstellung als Ausgangshaltung im Partner-Taiji. Hierbei zeigt der vordere Fuß in der Grundstellung nach vorne und der hintere Fuß 45° zur Seite. Zwischen dem vorderen und hinteren Fuß könnte man ein 'L' zeichnen, wobei der kleine Strich des 'L', d.h. der seitliche Fersenabstand, 2 bis 3 Fäuste beträgt. Ist das Gewicht in der Bogenschützenstellung nach vorne verlagert, darf die vordere Kniespitze beim Beugen des vorderen Beins nicht über die Fußspitze hinausragen, da ansonsten bei einem Zug nach vorn die Stabilität gefährdet ist (Abb. 4). Bei der Rückwärtsverlagerung des Gewichts nach hinten darf sich nicht nach hinten gelehnt werden, da hier ein leichtes Drücken genügen würde, um aus der Balance gebracht zu werden.

Wird ein Schritt oder eine Schrittkombination unternommen, so wird der jeweilige Fuß flach und bogenförmig über den Boden geführt, um jederzeit wieder Kontakt zur Unterstützungsfläche herstellen zu können. Bei Vorwärtsschritten wird die Ferse zuerst abgesetzt, und bei Rückwärtsschritten berührt zuerst die Fußspitze den Boden. Anschließend rollt der Fuß mit einer fließenden Gewichtsverlagerung über die Fußsohle ab. Hierbei müssen ruckhafte Bewegungen und Gewichtsverlagerungen unbedingt vermieden werden. Jeder Bewegungsruck führt zu einer Versteifung des Körpers im gleichen Moment

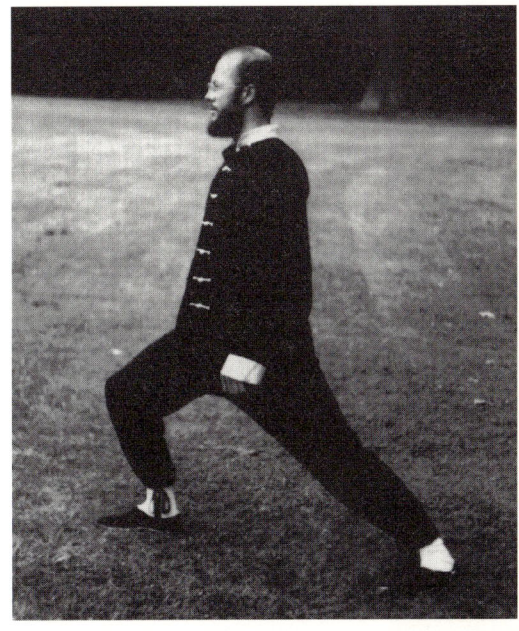

Abb. 4

und bietet dadurch einen offenkundigen Ansatzpunkt für ein Stoßen, Ziehen oder Drücken.

Ein Schritt soll auch einen Vorteil erbringen, d.h. der Fuß muß wirklich so gesetzt werden, daß er im engen Bezug zur Aktion des Partners steht. Man läuft also nicht frei im Raum herum, sondern wählt in den gebundenen und ungebundenen Partnerformen den Schrittwinkel und die Schrittlänge in Beziehung zur notwendigen Verteidigungs- und Angriffsreaktion aus.

Die Standhöhe kann je nach Belastungsfähigkeit, Alter und situativer Notwendigkeit variieren. Man unterscheidet eine höhere, eine mittlere und eine tiefere Schrittstellung. So geht man gewöhnlich in den festgelegten Formen des Partner-

Taiji in eine etwas tiefere Stellung - in der Regel aber nicht so tief wie in der Solo-Form. In den freien Formen bewegt man sich etwas höher, um flexibler und leichter reagieren zu können. Dennoch ist das belastete Knie fast immer gebeugt, um Erdung und Balance zu verbessern.

Während der Bewegungen versucht man, möglichst eine gleichmäßige Gewichtsverteilung auf beide Füße zu vermeiden, da hier ein leichter Angriffspunkt für den Partner durch eine labile Gleichgewichtssituation bei einem seitlichen Drücken gegeben wäre. Außerdem ist bei einer gleichmäßigen Gewichtsverteilung kein schneller Schritt zur Seite, nach vorn oder nach hinten möglich, so daß eine Entwurzelung hier leichter erfolgen kann.

Daher soll möglichst immer eine klare Entscheidung getroffen werden, welches Bein voll (d.h. belastet) und welches Bein leer (d.h. wenig belastet) sein soll. Hierdurch werden ein flexibles Ausweichen, ein stabiles Verharren und sicheres Vorangehen und Zurückziehen in den 5 Schrittarten des Taijiquan ermöglicht.

Die Hüft-, Becken- und Rumpfarbeit und die Rolle des Zentrums

Alle Bewegungsimpulse gehen von der Körpermitte im Unterbauchzentrum (Dantian) aus. Die geistige Aufmerksamkeit ist im Unterbauch verankert und läßt von dort alle Bewegungen ihren Anfang nehmen. Taiji-Bewegungen entstehen aus der Zentrierung heraus - ansonsten kann man nicht von Taiji sprechen. Auf einen Yang-Impuls wird in der Regel mit einer Hüftdrehung zur Seite geantwortet, um dem Angriff das Zentrum zu entziehen. Diese Hüft- und Beckenbewegung zieht alle anderen Bewegungen nach sich. So bewegen die Hände und Arme sich im Taiji niemals nur von sich aus und selbstständig, sondern sind immer in die Hüft- und Beckenbewegung und der darauf aufbauenden Rumpfbewegung eingebunden. Die Wen-

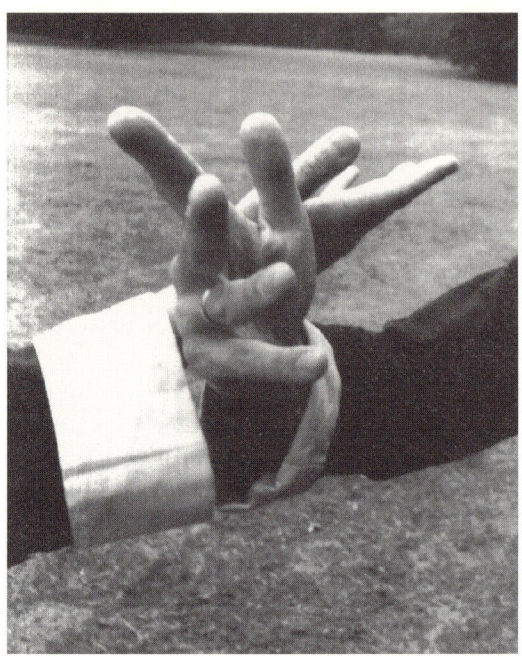

Abb. 5

dung des Zentrums wiederum nach vorne leitet die eigene Yang-Phase ein.

Beim Partner-Taiji geht es vor allem um die Entdeckung, Wahrnehmung und das Hineinspüren in das Zentrum des Partners, der wiederum sein Zentrum versteckt und flexibel entzieht. Es ist gewissermaßen ein Such- und Versteckspiel der Zentren beider Partner. Durch Druck- und Zugbewegungen an den Ellenbogen, den Handgelenken und überall, wo sich ein wirksamer Impuls am besten in Verbindung mit einer Blockierung der Partnerbewegung ansetzen läßt, wird spielerisch versucht, den Partner aus seinem Zentrum zu bringen. Gelingt dies, wird es mit einem Lächeln quittiert und dem Wissen, daß es noch viel zu lernen gibt. Nun zurück zum Haltungsaufbau. Der Oberkörper richtet sich gerade auf dem Becken auf. Das Kreuzbein wird über die Aufrichtung des Beckens lotrecht eingestellt, und das Rückgrat baut sich möglichst aufgerichtet hierauf auf.

Ein Stapel Teller steht von allein. Verrutscht er, muß er von jemandem gehalten werden, eine zusätzliche Kraft ist dann erforderlich. Ebenso ist es mit dem menschlichen Rückgrat. Je ausgeprägter die - natürlich notwendige - Kurvatur der Wirbelsäule ist, d.h. je weiter die Wirbelsäule von ihrem idealtypischen leicht geschwungenen Verlauf abweicht, desto mehr Kraft wird von uns benötigt, um sie in Funktion zu halten. Diese Energie fehlt im täglichen Leben und natürlich auch in den Bewegungsabläufen des Partner-Taiji.

Darüberhinaus wird die Koordinationsfähigkeit eines Menschen mit zu starken Rückgratkrümmungen - nicht nur wegen der damit einhergehenden Muskelverspannungen, sondern auch über die Beeinträchtigung der aus den Wirbelkanälen austretenden Nervenbahnen - behindert.

Wir sehen also, daß die Grundprinzipien der Bewegungshaltung in den Taiji-Einzel-Formen auch - oder gerade - beim Partner-Taiji beibehalten und gepflegt werden: Zentrierung, Impuls aus der Zentrierung heraus, Vorrang der Becken- und Hüftbewegung, Aufrichtung des Beckens, lotrechte Einstellung des Kreuzbeins, Ausgleich der Lendenwirbelsäulenschwingung und Aufrichtung des Rückens. Der Kopf wird nicht verkrampft festgehalten, sondern liegt flexibel und leicht auf der Halswirbelsäule auf.

Insgesamt ist es besonders wichtig, auf die Weichheit und Entspanntheit in der Hüfte, Taille und im unteren Rückenbereich zu achten, um elastisch, weich und direkt auf Yang-Impulse reagieren zu können.

Die Hand-, Arm- und Schulterarbeit

Die klassischen Grundtechniken des Taiji und ihre verschiedenen Variationen verlaufen im Hinblick auf die Handführung in Kreisbahnen und spiralförmigen Bewegungen. Die 8 Grundtechniken bieten die Voraussetzungen für ein vielfältiges Repertoire an möglichen Abwehr- und Angriffsbewegungen. Diese können im Tui-

shou, Dalü und Sanshou gebunden oder frei geübt werden.

Die Hände sind hierbei wie Antennen und spüren vorwiegend über den Handgelenk- und Ellenbogenkontakt in den Partner hinein (Abb. 5 u. 6). Sie suchen über Druck, Nachgeben und Ziehen den Schwerpunkt des Partners herauszufinden, möglichst aber ohne den eigenen Schwerpunkt preiszugeben. Über die Hände erfährt der Tuishou-Spieler, wo und wie er seine Energie in der Partnerübung einsetzen kann.

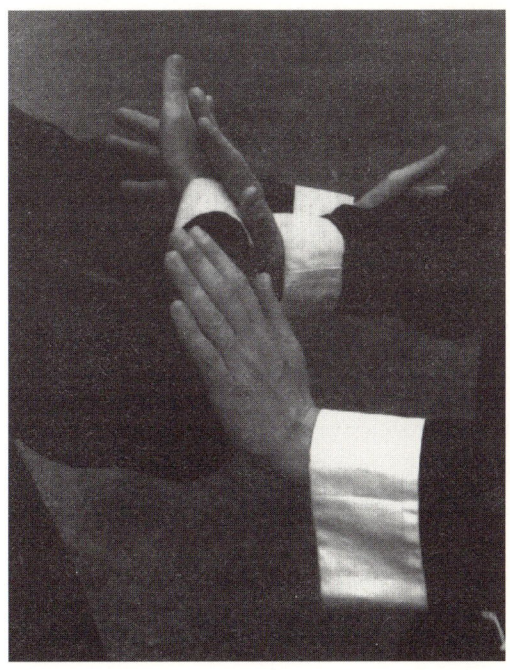

Abb. 6

Wie bereits betont, machen die Hände und Arme hierbei keine Eigenbewegungen im eigentlichen Sinne, sondern sind in die Bewegungen von Zentrum, Becken, Hüfte und des Rumpfes eingebunden. Hände und Arme werden niemals an den eigenen Körper angelegt, aber auch nicht weit entfernt ausgestreckt. Die Arme werden möglichst rund gehalten, um ein Ablenken der Yang-Energie zur Seite zu erleichtern, keinen klaren Ansatzpunkt für die Entdeckung des eigenen Zentrums zu geben und somit das Eindringen in den eigenen Schwerpunkt zu erschweren.

Meistens gibt es eine Haupthand und eine assistierende Hand, die verstärkend, entlastend oder ausbalancierend wirkt.

Ein hohes Maß an Aufmerksamkeit muß für die Tonusregulierung der Gelenkmuskulatur verwendet werden. In Hand-, Ellenbogen- und Schultergelenken muß eine weitgehende Entspanntheit herrschen, um weich und flexibel reagieren zu können. Dies ist im Anfangsstadium insbesondere für die Yin-Phase erforderlich. Im fortgeschrittenen Stadium ermöglicht das Loslassen in den Gelenken den Einsatz von Jing - der wesentlichen Energie. Der menschliche Geist (Shen) läßt Qi zu Jing werden, d.h. zu einer Wirkung zeigenden und einsetzbaren energetischen Form. Fortgeschrittenes Partner-Taiji arbeitet immer mehr mit Jing-Energie und immer weniger mit Muskelkraft. Lernen wir zunächst in den Händen, Armen und Schultern weich zu sein, so ermöglicht dies auch Härte und Festigkeit im Einsatz der Energie, die aus unserem Zentrum spürbar und Wirkung zeigend zum Kontaktpunkt mit Handgelenk, Ellenbogen oder Schultern des Partners strömt.

Nacken-, Hals- und Kopfarbeit

Es gibt keine eigenständige Kopfbewegung und Lenkung des Blickes. Beides ist eingebunden in die Zentrums- und Hüftbewegung während der Aktionen des Partner-Taiji. Der Nackenbereich wird gestreckt und der Hinterkopf fühlt sich nach oben gezogen. Hierdurch wird die aufrechte Körperhaltung noch verstärkt. In gewisser Weise ähnelt - wie Christa Proksch[8] es betont und herausgearbeitet hat - die Taiji-Haltung einer Marionette, deren aufrechte Haltung wohl kaum übertroffen werden kann, wenn sie am Faden des Puppenspielers hängt. Und trotz dieser Streckung im Halsbereich soll der Nacken- und Schulterbereich möglichst gelöst und entspannt sein, um keine unnötige Energie zu binden.

Der Blick und die Kopfwendung, im Einklang mit der Rumpf- und Zentrumsbewegung verfolgen in der Regel die Führungshände, die gerade die Aktion dominieren und gestalten. Der Blick schweift also nicht in der Gegend herum, sondern verfolgt gelöst das Spiel der Hände, ohne den Blick für die Bewegungsgesamtheit zu verlieren.

Zusammenfassend läßt sich also für das Partner-Taiji feststellen, daß - ähnlich wie bei den Taiji-Solo-Formen - der gesamte Körper mit allen seinen Gliedern koordiniert und zu einer zentrumsgesteuerten Bewegungsweise finden soll. Das Partner-Taiji soll erst begonnen werden - und dies gilt insbesondere für das klassische freie Partner-Taiji - wenn eine bewußte Tonusregulierung und die Weichheit des Körpers eingetreten sind. Die Aufgabe der Solo-Form ist es, hierfür alle notwendigen körperlichen Prozesse einzuleiten und zu pflegen.

Die 13 grundlegenden Bewegungsweisen

Die 13 grundlegenden Bewegungsarten (Shisanshi) werden gebildet durch die 5 Schrittformen (Wubu) und die 8 Grundtechniken (Bamen). Die Bestimmung dieser Bewegungsweisen soll auf Zhang Sanfeng zurückgehen. So werden die weiteren Ausführungen auf einer Bearbeitung der Schrift von Zhang Sanfeng basieren, die sich mit den 13 Bewegungsweisen beschäftigt und von Yang Luchan in eine zeitgemäße Form gebracht worden ist[9].

Unter den 13 Bewegungsarten kann man gewissermaßen das Ur-Taiji verstehen, das die Grundlage für alle weiteren Variationen bildet.

Die 5 Schrittformen sind:
- Sich nach vorn bewegen (*Jin*)
- Sich nach hinten bewegen (*Tui*)
- Sich nach links drehen (*Gu*)
- Sich nach rechts drehen (*Pan*)
- Zentriertes Gleichgewicht (center equilibrium) (*Ding*)

Die ersten beiden Schrittarten beziehen sich auf die Gewichtsverlagerung nach vorn und hinten, die auch Ausgangspunkt für die entsprechenden Schritte sein kann. Die Drehung nach links und rechts (wörtlich: "nach links sehen", "nach rechts sehen") verweist auf die Ausweichmöglichkeiten zur Seite. Die 5. Schrittart bezieht sich auf die Notwendigkeit der Zentrierung bei allen Bewegungsweisen, aber auch auf die Möglichkeit des Stillstehens, um hierbei die Mitte zu spüren.

Die 5 Schrittarten werden den 5 Elementen (Metall, Holz, Wasser, Feuer und Erde) zugeordnet. Hierbei leitet sich das 'Zentrierte Gleichgewicht' von der Erde ab, da Erde und Zentrierung eine ähnliche grundlegende Funktion in ihren Bezügen haben.

Die weiteren 8 grundlegenden Bewegungsarten werden durch die 8 Grundtechniken gebildet, welche gewissermaßen die bewegungstechnische Basis für die in den Solo-Formen und auch im Partner-Taiji enthaltenen Bewegungsmotive darstellen.

Es handelt sich um folgende Techniken:
- Ablenken (*Peng*)
- Ziehen (*Lü*)
- Drücken (*Ji*)
- Stoßen (*An*)
- Nach unten ziehen (*Cai*)
- Spalten (oder: nach hinten biegen) (*Lie*)
- Mit dem Ellenbogen stoßen (*Zhou*)
- Mit der Schulter stoßen (*Kao*)

Die ersten 4 Grundtechniken (*Peng, Lü, Ji, An*) bilden eine Bewegungsgruppe aus zwei Abwehrbewegungen (*Peng, Lü*) und zwei Angriffsbewegungen (*Ji, An*), die mehrfach in der 'Langen Form' vorkommen und in den festen Formen des Tuishou in vielfacher Wiederholung geübt werden. Sie werden den Himmelsrichtungen Süden, Westen, Osten und Norden zugerechnet.

Die Grundtechniken 5-8 (*Cai, Lie, Zhou, Kao*) bilden wiederum eine zusammenhängende Bewegungsgruppe. Sie kommen ebenfalls in Solo-Formen vor und werden im Dalü geübt und angewendet. Cai und Lie sind aktive Abwehrbewegungen, Zhou und Kao sind Angriffsbewegungen. Die Grundtechniken 5.-8. werden den Himmelsrichtungen Nordwest, Südost, Nordost und Südwest zugeordnet.

Alle 8 Grundtechniken sind im Zusammenhang mit den 8 Trigrammen des Yijing (I Ging) zu sehen und stellen gewissermaßen die 8 Pforten des Wandels, d.h. in diesem Falle der möglichen Bewegungsvariationen dar.

Erst wenn über die Solo-Formen und die festgelegten Partner-Formen des Taijiquan die 13 Bewegungsarten technisch und im Bewegungsgefühl gemeistert sind, kann der freie Umgang mit ihnen beginnen. Ausgehend von den festen Formen des Tuishou werden die ersten 4 Grundtechniken unter Einsatz der 5 Schrittmöglichkeiten variabel und frei angewendet. In dem Moment, in dem eine Unaufmerksamkeit des Partners erkannt wird, ist der Anlaß gegeben, aus der ständigen Wiederholung der festgelegten Form auszubrechen und einem freien Bewegungsimpuls zu folgen.

Ähnlich ist dies beim Dalü: Aus der Ziehbewegung des Dalü können Improvisationen und flexible Reaktionsweisen unter Bevorzugung der Grundtechniken Cai, Lie, Zhou und Kao ausgeführt werden. Im Sanshou dann werden die festen Formen aufgehoben, und es beginnt die spontane

Anwendung aller 13 Grundbewegungen je nach situativer Notwendigkeit.

Hierüberhinaus werden weitere Technikvariationen, die sich aus den 13 Grundbegriffen heraus ergeben können, hinzugenommen. So gesehen stehen dem Taiji-Spieler im freien Tuishou, Dalü und Sanshou vielfältige Reaktionsweisen zur Verfügung, die sich aus einem gegnerischen Angriff ergeben können. Die ideenreiche Anwendung und Kombination dieser Techniken ist nur in völliger Aufmerksamkeit und Wachheit sowie durch sichere Beherrschung der Techniken leistbar. Dies stellt sich allerdings erst nach unzähligen Wiederholungen in den festgelegten, ritualisierten Formen des Partner-Taiji ein. Ohne die ständige Wiederholung der festgelegten Bewegungszyklen ist die freie Bewegungsimprovisation im Partner-Taiji nicht möglich.

Die 8 Grundrichtungen, die Yijing-Trigramme und die Himmelsrichtungen

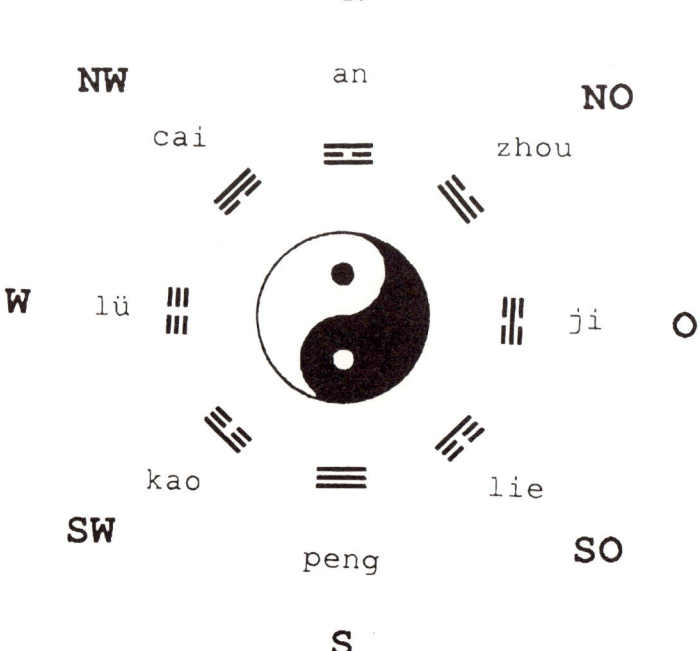

Yin und Yang im Partner-Taiji

Das Weisheitsbuch Yijing erläutert uns den Gedanken von Yin und Yang (ursprünglich: die in der Sonne und die im Schatten liegende Uferseite).

Die alten Chinesen waren sich sicher, daß die Welt kein Chaos, sondern ein Kosmos sei, d.h. ein gestaltetes Gefüge. Der kontinuierliche Wandel ist die Struktur dieser Ordnung. Die Gestaltungsprinzipien dieses Wandels werden mit Hilfe der Symbole von Yin und Yang beschrieben.

Yang steht für den Himmel und Yin für die Erde . Yang steht für das Schöpferische und Yin für das Empfangende.

Es handelt sich in der Beziehung zwischen Yin und Yang nicht um eine Dualität aus westlicher Sicht, sondern um ein polares Verhältnis im nicht-gegensätzlichen Sinne. Yin und Yang - eng ineinander verschlungen und sich ergänzend - sind im Ganzen,

dem gestalteten Kosmos, wiederzufinden. Sowohl die Makrostrukturen, d.h. die Aufbau- und Abbauprozesse kosmischen Geschehens, als auch die Mikrostrukturen, z.B. das Wachsen und Absterben der Pflanzen, das Männliche und das Weibliche in der Partnerbeziehung, oder das Ein- und Ausatmen, richten sich nach dem Yin-Yang-Prinzip. Das Eine bedarf des Anderen, um existieren zu können. Ein ständiger Austausch und Wandel ergibt die Produktivität und Kreativität, die alles Lebendige ausmacht und dessen bedarf. Das unten stehende Symbol[10] macht dieses Prinzip deutlich.

Die beiden polaren Weltkräfte müssen miteinander immer wieder in Einklang kommen. Ein übermäßiges Yang oder ein übertriebenes Yin zerstören auf Dauer den Lebenszusammenhang. Dominiert ei-

Yin und Yang im Wandel der Yijing-Symbole

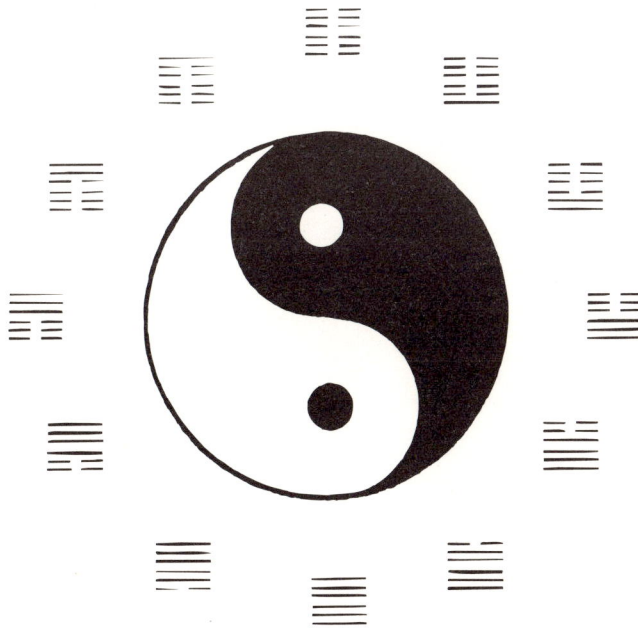

ne einzige Gestaltungskraft das Geschehen, so wird gegen den Sinn, gegen das Dao gehandelt. Das Leben mit dem Dao - so wie es bei Laozi formuliert ist - bedeutet das ständige Neuentstehen des Wandels von Yin- und Yang-Energien in Richtung auf Ausgeglichenheit und Balance.

Das Taijiquan und dementsprechend auch das Partner-Taiji sind - schon der Name sagt es aus - Bewegungssysteme, die auf der Yin-Yang-Philosophie aufbauen. Wir möchten dies nun am Partner-Taiji deutlich machen.

Zwei Partner - in Verbindung miteinander durch Handgelenkkontakt verbunden - stellen die Summe der Gestaltungsmöglichkeiten, das Ganze dar. Im Ausgangszustand ist es nicht deutlich, wer Yin oder Yang ist. Nun drängt der eine Partner mit der Hand nach vorn und wandelt seine neutrale Energie in Yang-Energie um. Hierdurch ist auch klar, daß nun die neutrale Energie des anderen Partners zunächst einmal zur Yin-Energie wird. Er zieht sich zurück und empfängt die Yang-

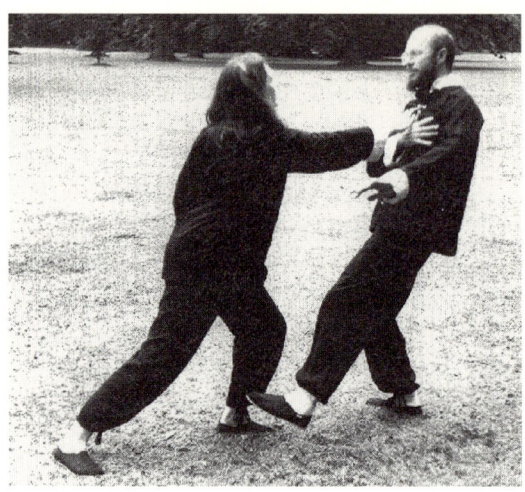

Abb. 8

Energie des Partners (Abb. 7). Würde er nun die Yang-Phase des vorwärts drängenden Partners zu lange andauern lassen, so würde er keine Balance mehr halten können und nach hinten umfallen (Abb. 8).

So leitet er seine Yin-Energie zunehmend in Yang-Energie um, weicht nicht mehr zurück, sondern drängt selbst nach vorn. Der andere Partner wird nun Yin. Würde sich der zuerst vorwärts drängende Partner nicht hierauf einlassen und weiter Yang bleiben, so könnte sein Partner ihn durch eine Drehung des Rumpfes und ein leichtes Ziehen mit der Hand ins Leere stolpern lassen. Zu dominantes Yang würde somit dem Partner zum Verhängnis werden und ihn aus dem Zusammenhang hinauswerfen.

Taiji ist eine Bewegungskunst, die im Vergleich zu anderen Kampfkünsten sehr weich, sehr Yin erscheint. Dies ist zunächst auch einmal der Weg. Zu starkes Yang verwandelt sich in Yin. Doch in einem fortgeschrittenen Stadium kommen Yin und Yang in Balance. Äußerlich wirkt die Bewegung sehr weich. Aber von innen heraus bildet sich Festigkeit.

Im Partner-Taiji wird mit diesem Wechselspiel aus Weichheit und Härte gearbei-

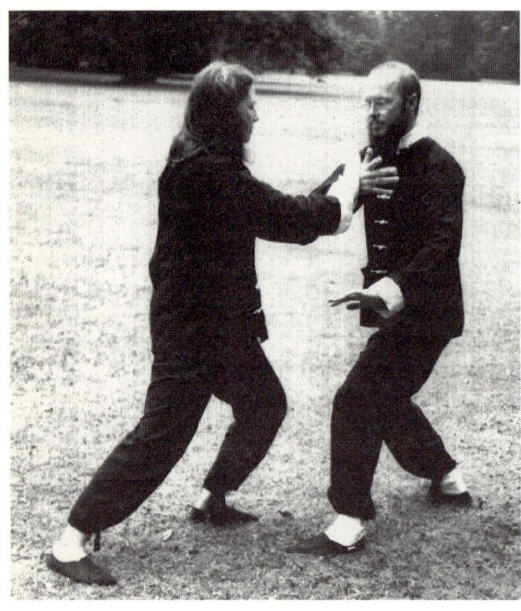

Abb. 7

tet: Der Angriff erfolgt, die Yang-Energie des Angreifenden wird aufgenommen, in der Yin-Bewegung neutralisiert. Die Neutralisierung der Yang-Energie ist die Voraussetzung für das blitzschnelle Umlenken der Angriffsenergie in die andere Richtung. Weichheit wird zu Härte. Der andere Partner kann emporgehoben und davongetragen werden, wenn er nicht rechtzeitig Yin wird. Yang Chengfu machte das Verhältnis von Weichheit und Härte in folgendem Zitat deutlich: "Die Arme gleichen Eisen, das mit Baumwolle umwickelt ist". Auch die Aussage "In der Weichheit ist Härte angelegt, als ob in Baumwollwatte eine Nadel versteckt sei" macht dies deutlich[11].

Daher sieht der Übungsweg im Partner-Taiji folgende Stadien vor:

Über vielmaliges Wiederholen der festgelegten Formen Steifheit und Unflexibilität überwinden und somit zu Biegsamkeit und Spannkraft kommen. Ein Bogen, der sich nicht biegen läßt, kann auch keine Spannkraft entwickeln. Der Pfeil fällt kraftlos von der Sehne. Das freie Partner-Taiji ist ohne den Wechsel von Weichheit und Härte nicht denkbar und würde ein langweiliges Hin- und Herbewegen ergeben. Überraschende Situationen und die Notwendigkeit kreativer Lösungswege ergeben sich aus dem Wechsel von Weichheit und Härte sowie von Langsamkeit und Schnelligkeit. Hierbei ist nochmals zu betonen, daß die schnelle und harte Bewegung nicht durch den Einsatz von Muskelkraft zustandekommt, sondern über die Lenkung und Anwendung der universalen Energie (Qi) geschieht.

Qi wird zu einsetzbarer Energie Jing umgeformt und kann erstaunliche Wirkungen zeigen. Ein Taiji-Spieler, der dies vollbringen und spontan einsetzen kann, kann einem sehr hohen Übungsstadium zugerechnet werden.

Die Polaritäten Yin und Yang sind sowohl in körperlichen als auch in körperlich-geistigen Bezügen enthalten und konstituieren sich im Zusammenwirken beider Be-

züge. Dies kann am Beispiel des Öffnens und Schließens verdeutlicht werden.

Wenn der Übende in der Lage ist, das Qi in Form von Wärmewallungen und prickelnden Strömen wahrzunehmen, ist er für einen bewußten Umgang mit seiner Energie im Partner-Taiji bereit. 'Öffnen' meint ein geistiges Sich-Öffnen und Durchlässigwerden, ein körperliches Weich-werden in Verbindung mit dem Weit-werden der inneren Energie. Die Gelenkwinkel von Armen und Beinen öffnen sich, werden durchlässig für die angreifende Yang-Energie. Shen wird weit und offen, Jing breitet sich aus und läßt keinen Angriffspunkt zu. Zum Ende der Yin-Phase fließt die innere Energie in das Zentrum im Unterbauch, unterstützt von der eigenen Imagination und einer tiefen Bauchatmung (Einatmen). Dort gesammelt wartet Jing wie ein Pfeil auf der gespannten Sehne, um sich als konzentrierte und geschlossene Energie gegen den Angreifenden zu entladen. Öffnen wechselt in der Yang-Phase mit Schließen und verdichtet die Energie im Handgelenkkontakt oder im Kontakt zum Ellenbogen und Unterarm, um Wirkung zu zeigen.

Dies geschieht im Partner-Taiji auf eine freundliche Art und Weise. Jing wird nur so eingesetzt, daß der Partner aufmerksam auf seine Unaufmerksamkeit wird. Es ist keine Verletzung oder Schmähung des Anderen beabsichtigt. Yin und Yang sollen in einen lebendigen Austausch zueinander treten zum Zwecke des Wachstums der Beteiligten. Die Übenden begeben sich in ein idealtypisch ausgearbeitetes Beziehungsmodell und stärken sich gegenseitig - ohne stark im Sinne von starr zu werden.

Vom Sinn des Partner-Taiji

Gedanken zum Selbstverteidigungsaspekt - Sieg über was?

Ein Problem zahlreicher Kampfkünste ist es, daß gefährliche Angriffstechniken an Schüler in einem Entwicklungsstadium weitergegeben werden, in dem sie die hohe moralische Kompetenz und geistige Reife noch nicht erlangt haben, die notwendig ist, um verantwortlich mit diesen Techniken umzugehen.

Früher war es die Aufgabe des Meisters, zu entscheiden, ob die geistige Haltung des Schülers ausreichen würde, einem eventuellen Mißbrauch vorzubeugen. Erst dann erhielt der Schüler die Einweihung in die nächste Technik-Stufe.

Die Verwestlichung fernöstlicher Kampfkünste hat auch mit dieser humanen Tradition gebrochen. Europäische Lehrer, aber auch zum Teil Asiaten, geben oftmals gefährliche Techniken aus kommerziellen Gründen auch an solche Schüler weiter, die schon darauf warten, diese Schläge, Tritte, Hiebe und Stiche gegen ihre vermeintlichen Gegner einzusetzen. Schläger werden hier mit den Techniken spirituell orientierter Kampfkunstwege ausgerüstet, ohne daß sie die Ethik und das Zen in der Kunst des Kämpfens begreifen.

Die Kampfkunst als Weg geistig-seelischer Reifung und sozialer Verantwortungsübernahme ist vielen Schwarzgurten der verschiedenen Kampfschulen leider ein unbekanntes bzw. nicht ernstzunehmendes Anliegen. Sicherlich trifft dies nicht auf alle Lehrer und Kampfkunstschüler zu. Wir haben auch hohe Gürtelträger kennen- und schätzengelernt, die sehr am philosophischen Hintergrund ihrer Kampfkunst interessiert und selbst auf der Suche nach geistig-spiritueller Orientierung über den Weg der Kampfkunst waren. Auch wissen

wir um Lehrer, die sich ihrer ungeheuren Verantwortung bewußt sind. Ein guter Taekwondo-Lehrer, ein verantwortungsvoller Karate- oder Wushu-Ausbilder beispielsweise läßt den Gymnastikanteil seiner Stunden, das meditative Sitzen, die festgelegten Übungsfolgen ohne Partner und mit Partner möglichst lange einen großen Anteil im Unterricht einnehmen.

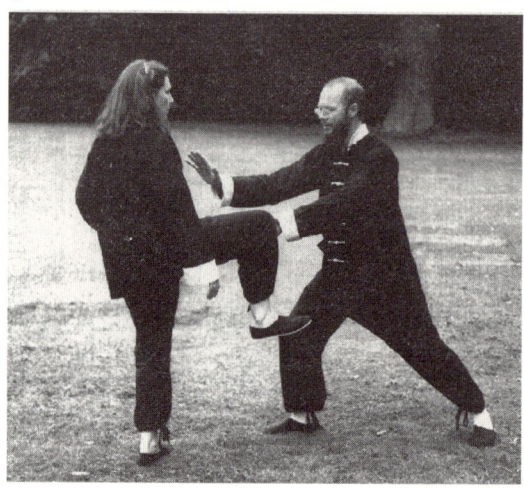

Abb. 9

Ein solcher Lehrmeister läßt sehr lange keinen Kontakt und keine Treffer im Zweikampf zu: die Techniken nur andeuten, den Zweikampf zunächst zum Schattentanz und spielerischen Miteinander werden lassen. Er verbindet die Neueinführung höhergradiger Techniken mit philosophischen Vorträgen und Aussprachen, in denen auch Fragen gestellt und beantwortet sowie Probleme geklärt werden können. Noch sehr unreife oder auf den kurzfristigen Erwerb einsetzbarer Techniken ausgerichtete Schüler werden diese Vorgehensweise nicht lange mitmachen wollen. Den anderen aber bietet diese Methodik eine Vielzahl wertvoller Lerngelegenheiten auf ihrem Weg.

Gerade ein Kampfkunstschüler - aber eigentlich auch jeder Mensch - muß aufgrund der hohen Verantwortung, die er mit seiner Kampffähigkeit erworben hat, an seiner spirituellen Reife arbeiten. Er muß erkennen, daß es nicht um den Sieg über einen vermeintlichen Gegner, sondern um den Sieg über sein Ego geht. Solange er Champion werden will, befindet er sich auf einem engen Ego-Weg, der ihn nur wenig weiterbringt. Versportlichung der Kampfkünste und Teilnahme an Turnieren zum Zwecke des Medaillen- und Pokalgewinns sind Tendenzen, die sich weit vom Ursprungssinn der Kampfkünste entfernt haben.

Das Taijiquan bietet in dieser Hinsicht weniger Ansatzpunkte für ego-betonte Kraftmeierei oder gar für Kampfkunstschüler, die ihre Mitwelt bedrohen. Jeder, der sich etwas damit auskennt, weiß, daß die Taiji-Bewegungen jahrelang nur im Zeitlupentempo trainiert werden, also zunächst nicht einsetzbar in Kampfsituationen sind. Das Taijiquan kann erst im Kampf effektiv werden, wenn an die Stelle des Muskelkrafteinsatzes Jing tritt, d.h. mit innerer Energie gearbeitet werden kann.

Dieser Tranformationsprozeß bedarf allerdings Jahrzehnte des unermüdlichen Übens und geistiger Entwicklung. Tausende von Wiederholungen der Taiji-Einzelformen in Zeitlupe und der Formen des Partner-Taiji sind notwendig, bevor überhaupt im Zweikampf ein nennenswerter Effekt erzielt werden könnte. Dies beugt ungemein dem Mißbrauch des Taijiquan vor und hilft natürlich, eine ego-betonte Kampfmotivation abzuschleifen. Das Taijiquan spielte daher auch keine Rolle in irgendwelchen Auseinandersetzungen und Schlägereien, in denen die Kampfkünste mißbräuchlich eingesetzt wurden.

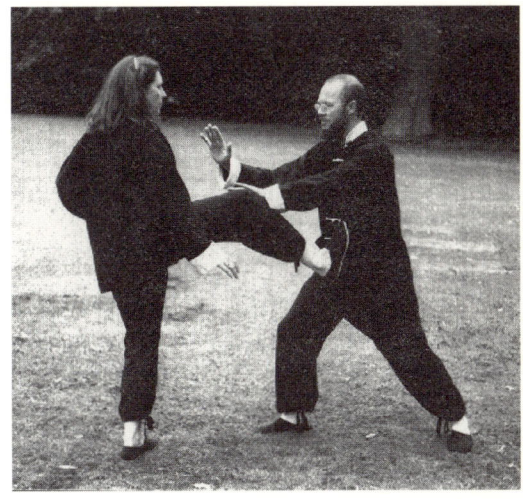

Abb. 10

Allein die Bewegungsbeschreibung der 8 Grundtechniken des Taijiquan zeigt uns, daß der Selbstverteidigungsaspekt in der Tat vorhanden und eine im langen Übungsweg enthaltene Zielsetzung ist. Das Taiji nimmt den Gedanken der Selbstverteidigung als solchen ernst. Die hieraus entliehenen Bewegungen und Bewegungsprinzipien basieren immer auf einem vorherigen Angriff eines Gegners. Erst dann läßt sich - ähnlich wie beim Aikido - das Prinzip des Leerwerdens und des Umlenkens der Angriffsenergie überhaupt einsetzen (Abb. 9 - 13).

Dieser Ansatz zur Selbstverteidigung gefällt uns sehr gut - zudem nicht die Vernichtung des angreifenden Gegners das Ziel ist. Der Gegner wird entwurzelt, weggeschoben, läuft ins Leere, kommt in eine ausweglose Situation, wird angehoben und weggeschleudert, so daß ihm die Lust auf weitere Angriffe vergehen dürfte. Würde ein Gegner weiterhin versuchen, mit gefährlichen Techniken Angriffe zu unternehmen, stände dem Meister des Taijiquan in lebensgefährlichen Notfällen eine Technik zur Verfügung, die sich 'Finger auf den Foramen richten' (*Dianxue*) nennt. Hierbei lenkt der Meister des Taijiquan seine innere Energie in einen einzigen Finger und berührt hiermit einzelne Reiz-

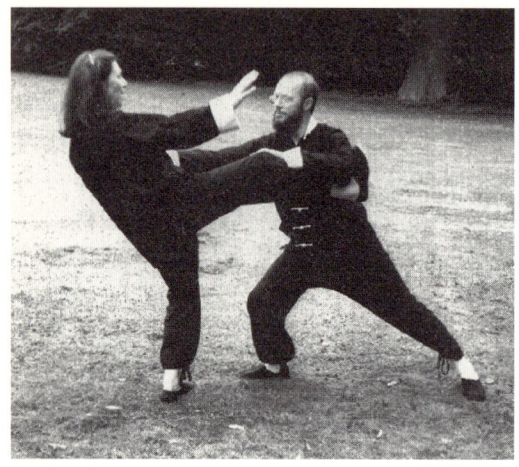

Abb. 11

punkte (*Foramen*) im Körper des Gegners. Es gibt 108 solcher Stellen, deren Berührung zu einer Blockierung des Energieflusses führen und z.B. Lähmungs- und Ohnmachtserscheinungen bewirken kann. Ute Engelhardt berichtet davon, daß in Taiwan das Wissen um die Foramina nur innerhalb der Familien oder an auserlesene Meis- terschüler weitergegeben wird[12]. Dies ist auch gut so und es ist zu hoffen, daß hier keine Änderung eintritt. Manche Taiji-Meister erlangten nach drei bis fünf Jahrzehnten intensiver Schulung und Übung die Fähigkeit, ihre innere Energie so zu transformieren, daß sie intuitiv im Zweikampf einsetzbar war. Von Yang Luchan wird berichtet, daß er praktisch unbesiegbar war und auch gegen berühmte Meister von anderen Kampfschulen nur mit wenigen ausgesuchten Techniken Siege errang, ohne seine Gegner zu verletzen. Sie fanden sich hoch in die Luft angehoben wieder, trafen nur Leere, wohin sie auch schlugen und traten. Je fester sie zuschlugen, desto weiter wurden sie zurückgeschleudert.

Ein solcher Taiji-Meister legt es nicht auf den Kampf an und betrachtet dies allenfalls als wertvolle Gelegenheit für den Herausforderer, einige Lernerfahrungen zu machen. So ist die erlittene Niederlage für den Herausforderer eher mit dem berühmten Schlag eines Zen-Meisters auf den Rücken seiner Schüler zu vergleichen.

Wir begnügen uns gern mit Situationen des Partner-Taiji, in denen wir die 8 grundlegenden Techniken und die 5 Schrittweisen spielerisch und flexibel anwenden lernen. Ausgehend von den festen Formen des Tuishou und Dalü wagen wir uns - immer noch im verlangsamten und nur selten schneller werdenden Bewegungsfluß - in die freie Anwendung der einen oder anderen Technik hinein und suchen nach Auswegen aus der Yang-Phase, den Griff, den Druck, das Biegen oder das Ziehen des Partners.

So finden wir uns im freundlichen Miteinander, im freien Tuishou und Dalü wieder, das gelegentlich zum Sanshou führen kann. Wenn wir sehr klar und wach sind, lassen wir die Techniken, Schritte, Drehungen und Ausweichmanöver auch schneller und dynamischer werden. Hier

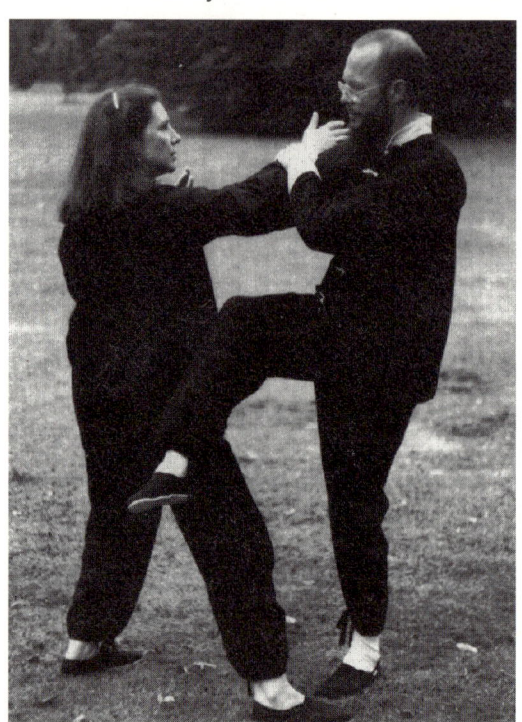

Abb. 12

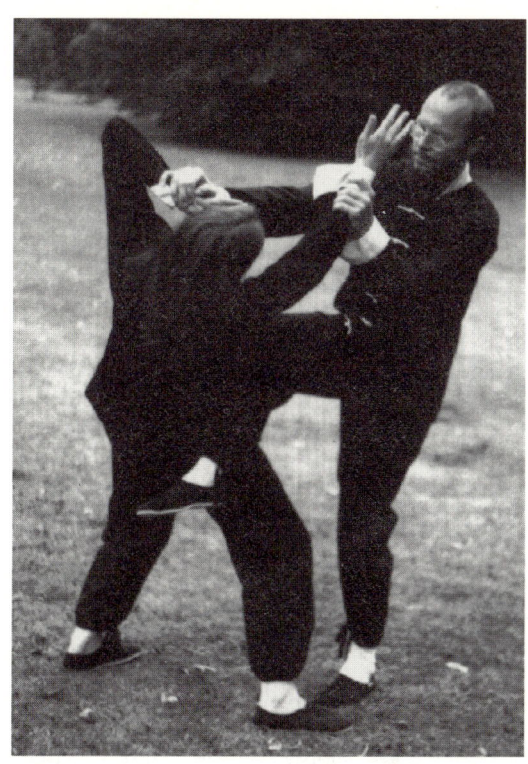

Abb. 13

kann der Beobachter schon eher den Eindruck bekommen, daß auf eine irgendwie behutsame Art und Weise miteinander gekämpft wird. Er wird aber auch im gelungenen freien Partner-Taiji sehen können, daß ein Partner den an- deren nur zu verunsichern und aus der Balance zu bringen versucht, wird es aber nicht erleben, daß dies bewußt ausgenutzt und der Partner zu Boden gestoßen wird.

Das freie Partner-Taiji im Tuishou, Dalü und Sanshou ist ein Tanz zu zweit, eine Hilfestellung für den Partner und für sich selbst, wenn die Aufmerksamkeit und Wachsamkeit mal weichen sollte. Effektiv verteidigen, gegen die blitzschnellen und kraftvollen Techniken anderer Kampfkünste, vermögen wir uns hiermit noch nicht. Diese Fähigkeit ist für uns nicht so wichtig, sie kann warten und wird sich möglicherweise als Begleiterscheinung einstellen, ohne daß wir dies erzwingen wollten.

Wer kurzfristig eine Kampfkunst sucht, um sich zu verteidigen, sollte sich etwas anderes suchen. Er muß allerdings aufpassen, daß aus der Selbstverteidigung keine Ego-Verteidigung wird, die letztendlich sein Selbst besiegt.

Egotranszendenz, Gelassenheit und Sensibilität

Laozi formulierte sinngemäß im Daodejing: "Wer sein Ego besiegt, dem kann man die Welt anvertrauen".

Dies ist unserer Ansicht nach eine grundlegende Aussage, die das derzeitige Dilemma, aber auch die Hoffnung und die Chancen einer von Menschen bevölkerten Erde widerspiegelt. Die Erde im egokranken Zugriff des Menschen gerät mehr und mehr aus ihrer vom Kosmos so eingerichteten Balance. Das permanente Yang-Verhalten des Menschen erzwingt

ein Yin-Verhalten von Gaia[13], das dem Yang Einhalt gebieten kann oder das menschliche Yang in die endlose Leere fallen lassen wird. Das Gattungswesen Mensch wird mit hineingerissen werden, ist er doch derzeit Träger einer gierigen Yang-Energie, die ihren weiblichen Anteil, den Yin-Aspekt, verleugnet und verdrängt.

Eine von Männern dominierte planetare Kultur feiert in sinnentleerten Ego-Kulten von Konsum, Naturzerstörung und

Wachstumsfetischismus ihren eigenen Untergang. Die chinesische Lehre von Yin und Yang lehrte uns, daß ein lebendiges System zerstört wird, wenn eine Polarität überwiegt.

Große Umwälzungsprozesse - wahrscheinlich an Ökokatastrophen gigantischen Ausmaßes orientiert - werden das Yang-Verhalten der Menschheit neutralisieren und erst einmal das Yin wieder verstärkt zum Vorschein kommen lassen müssen. Eine ausgeprägte Yin-Phase zur Rettung des Planeten bedeutet zunächst, den großangelegten Verzicht auf Inanspruchnahme weiterer natürlicher Ressourcen, einhergehend mit einem radikalen Konsumverzicht. Dem Angriff auf Mutter Erde muß der Rückzug und die bedingungslose Schonung der Erde folgen, sollen die nachfolgenden Generationen überleben können.

Dies läßt sich nur über einen Abbau von Ego-Strukturen in dem Bewußtsein der Menschen und damit einhergehender politischer Prozesse mit globaler Steuerung erreichen. Der Mensch muß sich endlich entscheiden, über seine Ego-Strukturen hinauszutreten und ein ego-transzendierendes Verhalten zu zeigen, wenn er als Gattungsart fortbestehen möchte. Gelingt es ihm nicht, sich wieder in den Kreislauf der Natur einzugliedern, das Dao allen Lebens wieder zu entdecken und in alltägliches Verhalten umzusetzen, wird das Jing der Erde ihn aus dem System herausschleudern.

Verfahren, die den produktiven Abbauprozessen des Egos und dem Wachsen eines naturgemäßen Selbst dienen können, ist äußerste Beachtung zu schenken. Yoga, Zazen, Kum Nye, die Verfahren der humanistischen Psychologie, Tantsu[14], spirituelle Reigentänze und vieles mehr - aber auch Taijiquan - sind sorgfältig aufgebaute Verfahrenswege, um aus dem Dilemma unseres Ego-Welt-Bezugs auszusteigen.

Was sich auf der planetaren Ebene abspielt, kann ebenfalls in zwischenmenschlichen Mikrostrukturen beobachtet werden. Die Herrschaft des Mannes in der Partnerbeziehung zerstört die Beziehung als lebendiges Miteinander. Der sein Yin verleugnende Mann zwingt die Frau zum Verzicht auf ihr Yang. Dies hat eine einseitige Yin-Yang-Struktur zur Folge, die sich als Herrschaft des Mannes über die Frau mit allen ihren geistig-seelischen und leiblich-körperlichen Zerstörungs-prozessen manifestiert. Der gestörte Austausch von Yin und Yang in der Partnerbeziehung führt zur Erkrankung und oft auch Zerstörung der sich in ihr abquälenden Menschen.

Das Partner-Taiji mit seinen unzähligen Wiederholungen ist so angelegt, daß das Ego des Menschen langsam aufgelöst wird. Schüchtern und behutsam kommt das eigentliche Wesen des Menschen und seine Fähigkeit, die polaren Gestaltungsweisen wieder leben zu können, zum Vorschein. Der Yin-Yang-Austausch des Partner-Taiji gibt Frauen und Männern Gelegenheit, beides zu gleichen und sich immer wieder ausbalancierenden Anteilen zu sein. Der Mann entdeckt seine weiblichen Anteile und lernt sie zu schätzen. Er lernt, in der Bewegung zu empfangen, zu haften und sich zu öffnen. Die Frau lernt wieder, ihr Yang zu entdecken. Sie darf jetzt endlich einmal vorwärtsdrängen, geben und gestalten. Mann und Frau lernen die Kreativität und Lebendigkeit des Fließens von Yin und Yang und entwickeln einen regen und ideenreichen Austausch.

Voraussetzung hierfür allerdings ist das Abschleifen des Egos in den vielmaligen Umdrehungen des Partner-Taiji - entscheidet man sich für diesen Weg. Die ständige und volle Aufmerksamkeit verlangende Wiederholungsarbeit stellt eine Kränkung persönlicher Eitelkeit und eine Arbeit am Ego dar, das auf kurzfristige Sensationen und oberflächliche Reize aus ist. Wird das Partner-Taiji im Sinne des Egos nun zum Erfolg über den anderen benutzt, so bläht sich der Kleingeist des Menschen auf und hat sich selbst wieder eine Niederlage beigebracht. Nicht der Sieger im Zweikampf hat wirklich gewonnen, sondern derjenige, dem es gelingt, im gebundenen und freien Spiel des Partner-Taiji sein Ego zu besiegen. Ein solcher Sieg kann niemals erzwungen werden, er benötigt ebenso viel Zeit wie der Ego-Aufbau benötigt und stellt sich erst im Loslassen des Ziels ein.

Lösen sich Ego-Strukturen - im Sinne von Machtdenken, Geltungsstreben, Besitzgier und Konkurrenzdenken - auf, so ist dies eine gute Voraussetzung für die nötige Gelassenheit und Sensibilität, die für eine gelingende Partnerbeziehung erforderlich sind. Eine verspannte und wütende Reaktion auf jede Kleinigkeit verdirbt die Atmosphäre in einer Partnerbeziehung.

Sensibilität braucht Menschen, die in sich ruhen und dennoch wach nach außen sind. Aus dem gesicherten Wissen um die eigene Mitte und das hierin enthaltene Potential kann nach außen mit Gelassenheit reagiert werden. Selbst das einmal 'Laut-Werden' und 'Auf-den-Tisch-Hauen' kann mit innerer Gelassenheit und Heiterkeit erlebt werden.

Im Partner-Taiji wird all dies über die zunächst sehr genau und streng einzustudierenden Bewegungsformen in einer sorgfältig entwickelten Bewegungsqualität entfaltet. Die Bewegung geschieht aus der in den Solo-Formen des Taiji jahrelang geübten Zentrierung heraus. Eine komplexe Wachheit verbindet sich hierbei mit der Fähigkeit, sich auf einen einzigen Punkt, einen Handgelenkkontakt zum Beispiel, zu konzentrieren. Die jahrelange Schulung des Körperbewußtseins in den Taiji-Solo-Formen wird eingebunden in die Vielzahl der Übungswiederholungen des Tuishou und des Dalü. Sind die Übenden in der festgelegten Partnerübung zentriert, biegsam und wach genug geworden, so erlernen sie im freien Partner-Taiji, Gelassenheit und Sensibilität zu bewahren.

Hier verbirgt sich die Hoffnung auf einen Transfer ins alltägliche Leben. Das Taijiquan ist ein systematisch ausgebauter Anleitungsweg, Ego-Strukturen zu überwinden und die Prinzipien des Lebendigen neu zu entdecken. Aus dieser Sichtweise - und nicht aus der Perspektive einer an Dominanz orientierten Hahnenkampfkunst - erhält das Taijiquan, speziell das Partner-Taiji, seinen erheblichen Stellenwert in der heutigen Zeit.

Taijiquan ist nur für den zunächst oberflächlich herantretenden Menschen ein Freizeitspaß oder eine Fitness-Technik. Im Taijiquan geht es - wie bei allen vergleichbaren Praktiken - um 'Alles oder Nichts'. Wer sich nicht auf die ego-transzendente Bedeutung des Bewegungssystems einläßt, verfehlt den Sinn des Taijiquan. Dieser Sinn erschließt sich in einigen Aspekten natürlich auch durch ein philosophisches Studium. Aber unverzichtbar ist hierbei der intuitive Erkenntnisgewinn der regelmäßig und jeden Tag wiederholten Übungsweise. Aus der Übung heraus - allein, zu zweit oder in der Gruppe - entsteht eine Erkenntnis, die über die sicherlich verdienstvollen rationalen Erkenntniswege hinausgeht. Die Wirklichkeitswahrnehmung des Taijiquan erschließt sich direkt aus der Natur unserer Körperlichkeit und deren Gestaltungsprinzipien. Gibt es eine naheliegendere Erkenntnisweise als von der Weisheit des Körpers zu lernen?

Das Übungsgut des Partner-Taiji

Die Einführung der Taiji-Partnerübungen und die Methodik des Lehrens

Die Sensibilisierungsphase
Sensitiv- und Kontaktimpulsübungen

Die klassischen Partner-Taiji-Übungen setzen erst im fortgeschrittenen Übungsstadium ein. Doch genauso wie wir versucht haben, eine den westlichen Menschen erreichende Methodik zur Einführung der Taiji-Solo-Formen zu entwickeln[15], sind wir der Auffassung, daß man auch die Tuishou-Übungen im relativ frühen Übungsstadium mit einer systematischen methodischen Hinführung sinnvoll vorbereiten kann. Hierzu möchten wir sowohl vor den klassischen Übungsformen eine Sensibilisierungsphase vorschalten als auch später das freie Partner-Taiji durch eine vorbereitende Übungsauswahl aufbauen.

Die Einführung des Partner-Taiji in unseren Gruppen beginnt in der Regel mit spielerischen Übungssituationen, die bei der Entwicklung des eigenen Körpergefühls und des zwischenkörperlichen Spürens helfen. Die Übungen können mit Meditationsmusik unterlegt werden, um die ruhige Atmosphäre zu unterstreichen. Oftmals schließt zumindest ein Partner während der Übungen die Augen, um sich ganz dem Hineinspüren in den Kontakt zu überlassen. Diese Übungen stellen gewissermaßen den Ausstieg aus einer recht kurzlebigen und oberflächlichen Alltagswahrnehmung dar und helfen bei der Hinführung zu körpernahem und intuitivem Erkennen - eine Erkenntnisebene, die eine wesentliche Grundlage für das Partner-Taiji ist.

Das 'Schlafwandler-Spiel'

Die Gruppe geht sehr, sehr langsam auf der Übungsfläche durcheinander. Die Arme sind angehoben und werden vor der Brust wie Antennen nach vorn gehalten. Die Hände hängen locker nach unten. Die Teilnehmer schließen die Augen und gehen noch langsamer als in Zeitlupe, behutsam durch den Raum. Berühren sie jemanden, so halten sie sich nicht auf, sondern gehen langsam weiter .

Nach einigen Minuten des so erlebten Gehens, können sie nun beim Kontakt mit einem anderen 'Schlafwandler' dort stehen bleiben. Beide Teilnehmer - manchmal kommt auch noch ein Dritter oder Vierter hinzu - befühlen und erspüren nun die Oberfläche ihrer Hände, nehmen die Ausstrahlung der Hände wahr (Abb. 14). Sie nehmen sich viel Zeit hierzu und versuchen auch, sich gegenseitig über die Hände zuzuhören. Irgendwann können auch Gesicht, Arme, Schultern gespürt und erkundet werden.

Nach ein paar Minuten lösen sie sich und gehen - immer noch mit geschlossenen Augen - auseinander, gehen wieder wie ein Schlafwandler mit geschlossenen Augen durch den Raum. Eine nächste Phase des sensiblen Kontakts kann nach einiger Zeit wieder eintreten.

Dies ist eine sehr zärtliche und sanfte Übung, die als Einstieg in das Partner-Taiji gut geeignet ist. Unserem Verständnis

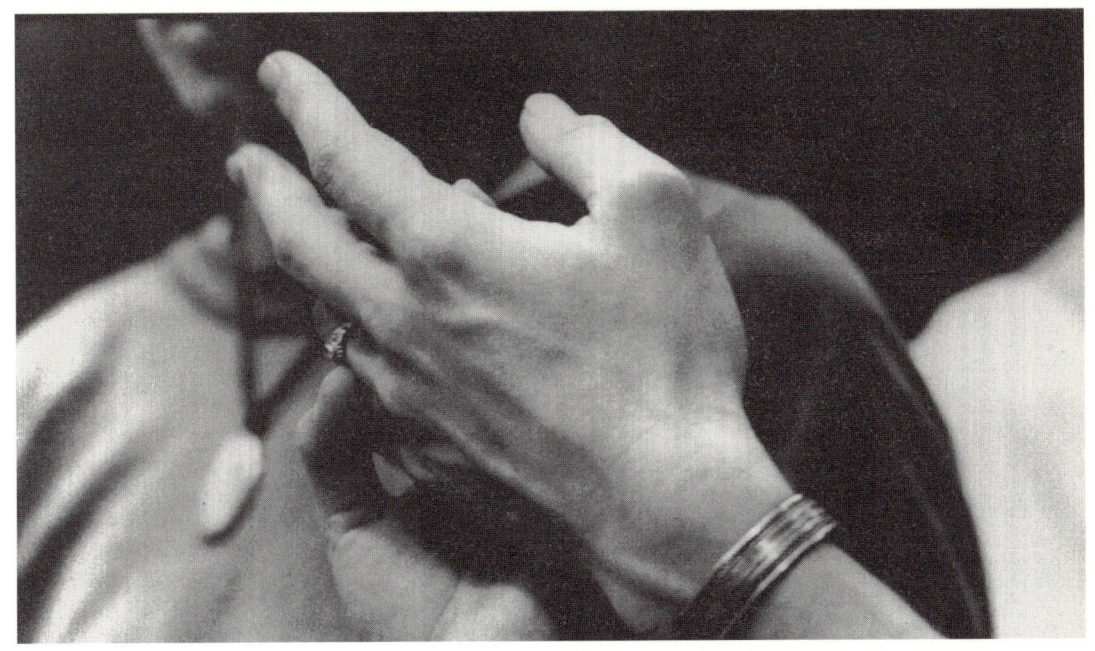

Abb. 14

nach geht es beim Partner-Taiji genau um das gleiche wie in dieser Übung:
Sich selbst und den anderen spüren und sich gegenseitig in Aufmerksamkeit, Achtung und Zuneigung bei der Weiterentwicklung helfen. In diesem Sinne ist auch die weitere Hinführung gedacht.

Die 'Blinden-Führung'

Der Teilnehmer bietet seinem Partner beide Hände an, streckt sie ihm so hin, daß die Handflächen nach oben zeigen. Sein Partner legt seine Fingerspitzen nun auf dessen Fingerkuppen und schließt die Augen. Über die Fingerspitzen beider Hände sind beide nun in Kontakt miteinander. Geht jetzt der Partner mit den geöffneten Augen nach hinten, so spürt der Teilnehmer mit geschlossen Augen einen Zug unter seinen Fingerspitzen und geht langsam nach vorn. Spürt er einen Druck an seinen Fingerspitzen, geht er nach hinten. Beide gehen sehr behutsam miteinander um und lernen über die Fin-

gerspitzen in einen Austausch zu kommen. Einer vertraut sich dem anderen an, der wiederum für seinen Partner Verantwortung übernimmt (Abb. 15).
Hier kommt es also auf zweierlei an: Seinen eigenen Wahrnehmungen über die Hände vertrauen und einem anderen Menschen sich ein Stück weit anvertrauen zu lernen. Hiermit sind wieder zwei wesentliche Aspekte des Partner-Taiji berührt. Meistens geschieht der Kontakt zum Partner über die Impulse der Hände. Die Hände sind wie Sensoren, die auf Druck oder Zug reagieren. Diese kleine Übung hilft, in dieses Spüren und Wahrnehmen hineinzukommen.
Auch bedeutet das Partner-Taiji ein Sich-Anvertrauen. Wir lernen, die Überlegenheit in einer momentan entstandenen Situation des Partner-Taiji nicht zum Schaden des anderen auszunützen. Er kann uns vertrauen, daß er beispielsweise beim freien Tuishou nur einen sanften und behutsamen Hinweis auf seine Unaufmerksamkeit erhält und sich ohne große Unterbrechung

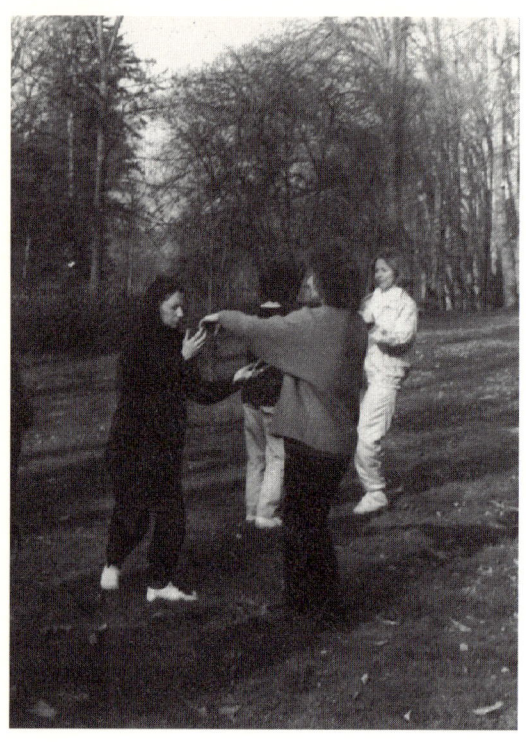

Abb. 15

Der so berührte Partner versucht nun - weiterhin mit geschlossenen Augen - die Richtung dieses Impulses zu verstehen und setzt - wenn die Partnerhand ihn verlassen hat - die so initiierte Bewegung in diese Richtung fort, bis er an seiner Beweglichkeitsgrenze angekommen ist. Nun schwingt er - weich wie eine Alge im Sog des Wassers - seinen Arm in Zeitlupe auf direktem Weg in die Ausgangsstellung zurück (Abb. 16).

Auch hier werden einige Verhaltensweisen von großer Bedeutung für das Partner-Taiji angeregt. Aufgabe ist es, zum einen den Impuls zu verstehen und zum anderen sich so zu bewegen, daß nur ein Minimum an Kraft aufgewendet wird. Auch das Erspüren der Beweglichkeitsgrenze hilft, sich später in der freien Arbeit des Partner-Taiji nicht zu überfordern.

Die Algenübung ist - über einen langen Zeitraum und auch immer wieder - eine

wieder in den Bewegungsfluß einfügen kann. Das Wachsen dieses Zutrauens zum Mit-Übenden ist sehr wichtig, da ansonsten über die einhergehende Unsicherheit und Ängstlichkeit die notwendige körperliche Weichheit und Biegsamkeit in der Bewegungsausübung nicht eintreten wird.

Die 'Algen-Übung'

Eine unserer Lieblingsübungen ist die 'Algen-Übung'. Ein Partner stellt sich in den Knien mit eingesunkener, aber doch im Rücken aufrechter Haltung hin. Er hält die Arme vor die Brust, als ob er einen Baum umarmen möchte. Die Hände sind locker und hängen entspannt. Er schließt nun die Augen und zentriert sich auf seine Mitte. Sein Partner läßt nach einiger Zeit seine Hand heranschweben und gibt ihm einen ganz leichten Impuls, führt zum Beispiel dessen Hand eine kurze Strecke zur Seite.

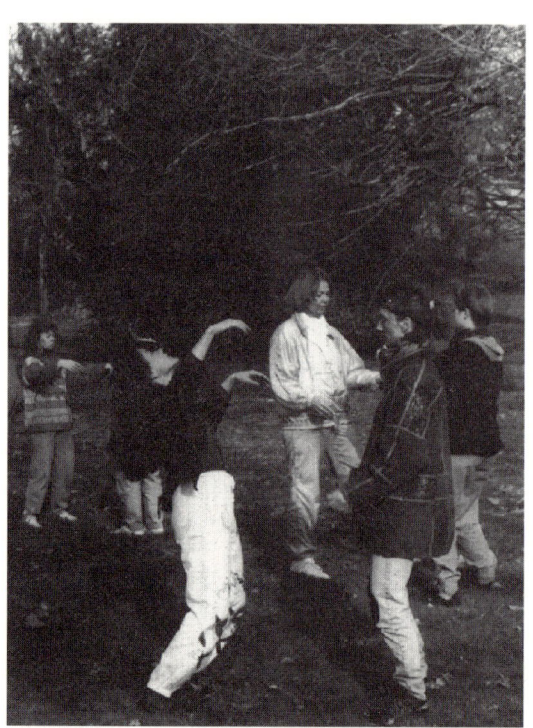

Abb. 16

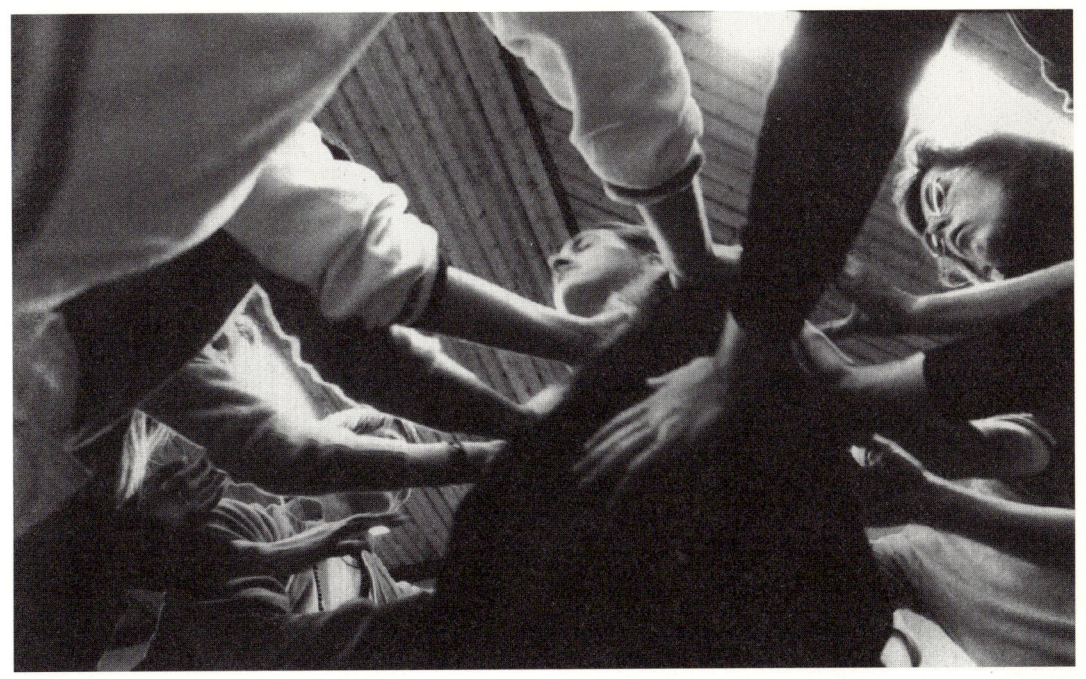

Abb. 17

wunderbare Möglichkeit, den Kontakt auf einer sensitiven Ebene verstehen zu lernen, sich weich zu bewegen und auch im Kontakt die Zentrierung beizubehalten.

Der 'Vertrauens-Kreis'

Mindestens 5 Teilnehmer stellen sich in einen Kreis. In der Kreismitte steht ein weiterer Teilnehmer, der die Augen geschlossen hat. Alle legen behutsam ihre Hände auf seine Schulter, auf den Rükken und seine Brust (Abb. 17). Nach einiger Zeit des stillen Stehens beginnt nun ein leichtes Schwanken. Der Partner in der Mitte macht sich am ganzen Körper steif und läßt sich nach vorn, nach hinten oder zur Seite bewegen.
Er rotiert auf diese Weise im Kreis, wird immer von zwei bis drei Personen gestützt und weitergereicht. Er vertraut sich den anderen an. Diese nehmen sein Gewicht mit den Händen auf, lassen es durch sich hindurch bis zum Boden hinunter, weichen dabei etwas zurück und geben ihn im Vorwärtsschwanken wieder nach vorn oder zur Seite zum nächsten weiter. Hierbei wird gewissermaßen der durch das Körpergewicht entliehene Druck unter den Fußsohlen benutzt, um wieder Kraft abgeben zu können. Die Kraft wandert ausgehend von den Fußsohlen die sich streckenden Beine hoch. Aus der Vorwärtsbewegung der Hüfte wird schließlich der in der Mitte befindliche Partner nach vorn oder nach vorn zur Seite weiter gegeben.
Dies ist eine Übung, die sehr ruhig und vorsichtig, d.h. mit geringen Schwankweiten, durchgeführt wird. Sie beinhaltet ein ständiges Aufnehmen und Abgeben in einer Situation von Vertrauensbildung und Verantwortungsübernahme.

Das 'Statuen-Bauen'

Diese Übung gestalten diesmal drei Partner zusammen. Der eine Partner steht mit geschlossenen Augen im Raum. Die beiden anderen Partner können nun in Kooperation - ohne miteinander zu sprechen, die Position seiner Hände und Arme, des Kopfes, der Beine und des ganzen Körpers verändern. In dem Moment, in dem sie beispielsweise die Hand des Partners berühren, gibt sich dieser der Führung der beiden Partner hin und läßt die Positionsveränderung von Hand und Arm zu. Anschließend hält er diese Stellung ein, bis eine erneute Veränderung vorgenommen wird. Er wird z.B. von beiden Partnern hinunter auf den Boden geholt und dort in einer Art Yoga-Stellung ausgebreitet. Jeder der Partner übernimmt einmal die Rolle der Statue.

Auch diese Übung hat mehrere wesentliche Bedeutungen. Zum einen ist wieder die Vertrauensforderung und die Verantwortungsübernahme gegeben. Desweiteren lernen die Teilnehmer, mit dem Körpergewicht und den Bewegungsmöglichkeiten in den Gelenken umzugehen und ein Gefühl hierfür zu bekommen. Die anschließende Gesprächsphase, die wir meistens an diese Art von Übungen anschließen, hilft dabei, Probleme zu klären und die Gefühle zu verbalisieren.

Mit den Übungsformen 'Schlafwandler-Spiel', 'Blinden-Führung', 'Algen-Übung', 'Statuen-Bauen' und 'Vertrauens-Kreis' können auch für den Anfänger auf eine sensitive Art und Weise bereits einige wesentliche Grundlagen des Partner-Taiji gelegt werden, ohne dabei zu überfordern. Übrigens enthalten diese Übungen auch verschiedene Elemente, die günstig für die Einführung in die Solo-Formen des Taijiquan sind.

Aus diesem Grunde wird man sie bei fast allen unseren Einführungsgruppen wiederfinden. Neben der systematischen Hinführung zu den Prinzipien des Taijiquan entsteht durch eine derartige Übungsauswahl in der Anfangsphase einer Gruppe eine Sensibilisierung, die eine gute Voraussetzung für Einfühlungsvermögen und Vertrauensbildung unter den Teilnehmern ist.

Die Einführungsphase
Vereinfachte und hinführende Taiji-Partnerübungen

Das Partner-Taiji besteht nicht nur aus biomechanisch analysierbaren Bewegungen.

Wie bereits angedeutet, ist das Partner-Taiji durch den Austausch von Energien bestimmt, die gewissermaßen durch die Partner hindurch zirkeln. Es werden Energien aufgenommen, umgelenkt und wieder abgegeben, die nur unvollständig physikalisch definierbar sind. Bereits die einfacheren Formen des Partner-Taiji bestehen aus einem zyklischen Wechsel aus drängender und nachgebender Energie.

Hinzu kämen weitere Unterscheidungen z.B. in hörende, in haftende oder in explodierende Energie. Muskelkraft wird zunehmend im fortgeschrittenen Stadium durch das energetische Wechselspiel ersetzt, das sich aus der inneren Kooperation von Shen (Geist), Qi (universelle Energie) und Jing (die wesentliche Energie, die nach außen tritt) entsteht. Im folgenden soll nun ein methodischer Übungsaufbau vorgestellt werden, im Rahmen dessen energetisches Spüren mehr und mehr in die Formen des Partner-Taiji eingebracht wird.

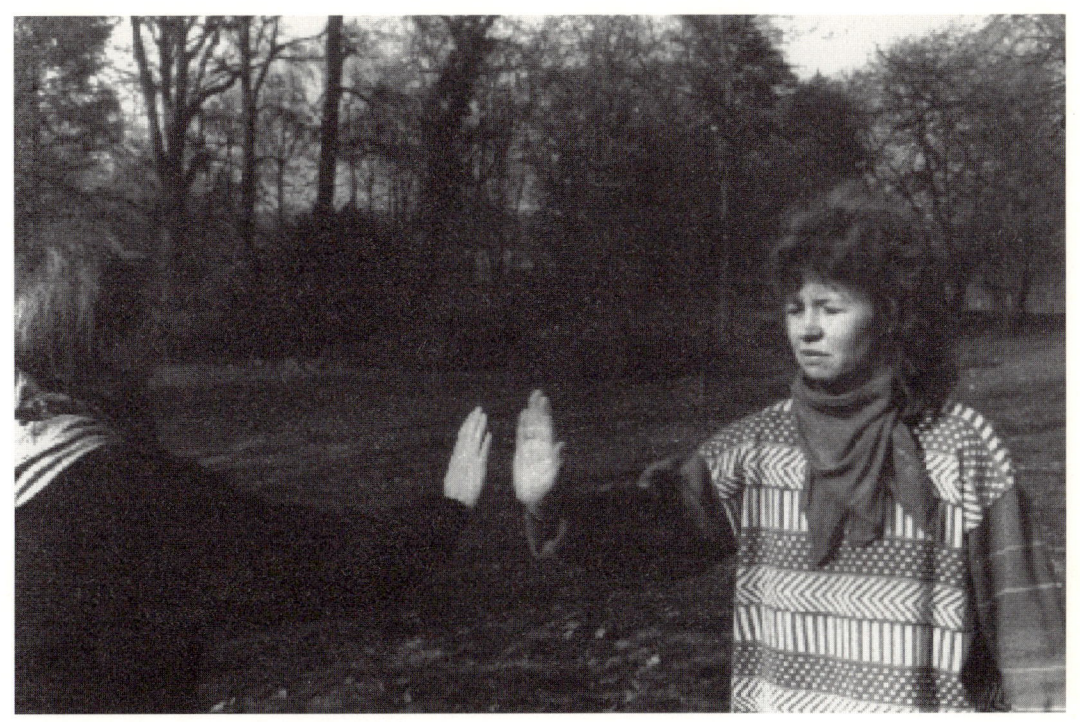

Abb. 18

Das 'Hände-Suchen'

Zwei Partner stehen sich gegenüber und führen jeweils die rechte Hand zueinander, so daß sich die Handteller ein paar Zentimeter voneinander entfernt befinden. Beide Partner schließen die Augen und spüren in ihre Hände hinein. Sie stehen solange voreinander, bis ein deutliches Strömen von Energie zu spüren ist (Abb. 18).

Nun gibt der eine Partner ein Signal und beide drehen sich mit geschlossenen Augen einmal um sich selbst herum, bis sie in etwa wieder an ihrem Ausgangsort angekommen sind. Jetzt versuchen sie über die Hände als Sensoren die energetische Ausstrahlung des anderen wiederzufinden und die Hände in die Ursprungssituation - also nur ein paar Zentimeter voneinander entfernt - zu bringen. Ist dies gelungen, verbleiben beide Partner noch eine Weile

in dieser Position und nehmen das wahr, was sich zwischen den beiden Händen ereignet. Dies kann mit der rechten und mit der linken Hand mehrmals wiederholt werden.

Das 'Energie-Schwanken'

Nun stellen sich beide Partner einander gegenüber in der Bogenschützenstellung auf und bringen beide Hände in Vorhalte auf Brusthöhe in Position. Die Handinnenflächen beider Partner stehen nur ein paar Zentimeter voneinander entfernt. Beide schliessen nun die Augen und spüren in das hinein, was sich zwischen den Händen tut: Wärmefluß, Prickeln, energetisches Strömen...

Auf ein Signal hin beginnt der eine Partner, sein Gewicht nach vorn zu verlagern und hierbei seine nach vorn gehaltenen Hände vorwärts zu führen (Abb. 19). Der

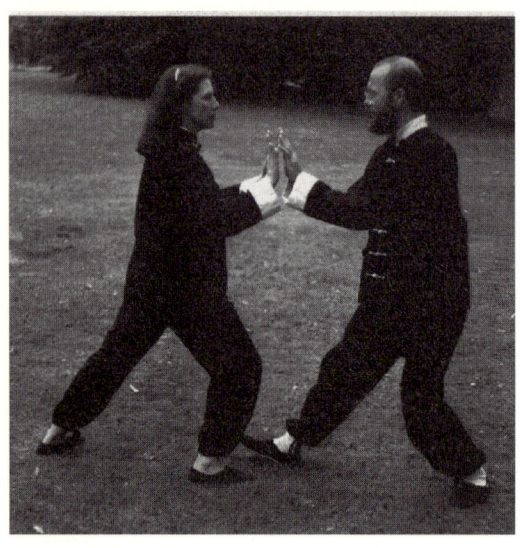

Abb. 19

andere Partner versucht, die vorwärtsdrängende Energie zu spüren, zieht seine Hände im Zurückschwanken langsam im gleichbleibenden Abstand zurück. Er bewegt sich solange zurück, bis ein weiteres Zurückziehen seine Stabilität gefährden würde. Daher beginnt er nun, selbst nach vorne zu drängen und seine Hände nach vorn zu schieben. Er stellt sich auch gedanklich dabei vor, daß sich seine zurückziehende Yin-Energie in nach vorn drängende Yang-Energie umwandelt. Sich - öffnende und ausbreitende Energie wird zu sich zusammenziehender und geschlossener Energie.

Vielleicht gelingt es seinem Partner bereits hier, den energetischen Wechsel zu spüren. Nach einiger Zeit des Hin- und Herschwankens mit geschlossenen Augen ist meistens eine zunehmende Sicherheit im energetischen Spüren wahrzunehmen, so daß es nur noch selten zu körperlichen Berührungen der Hände kommt.

Nach einiger Zeit kann der behutsame Übergang zu den ersten Vorformen des Tuishou gewagt werden. Zunächst werden die Augen wieder geöffnet. Die Fingerspitzen der Hände legen sich aneinander und

nun bewegen sich beide Partner - über den Druck bzw. das Nachgeben der Fingerspitzen reguliert - vor und zurück. Auch hier können die Augen nach einiger Zeit geschlossen werden, so daß das Hineinspüren in den Fingerspitzenkontakt nicht durch visuelle Eindrücke behindert wird. Auf einer nächsten Stufe werden die Handinnenflächen aneinandergelegt. Die Partner bewegen sich nun wiederum miteinander vor und zurück und versuchen hierbei, weniger über den Druck der Hände, als vielmehr über den energetischen Austausch der Handinnenflächen in Kontakt miteinander zu bleiben (Abb. 20).

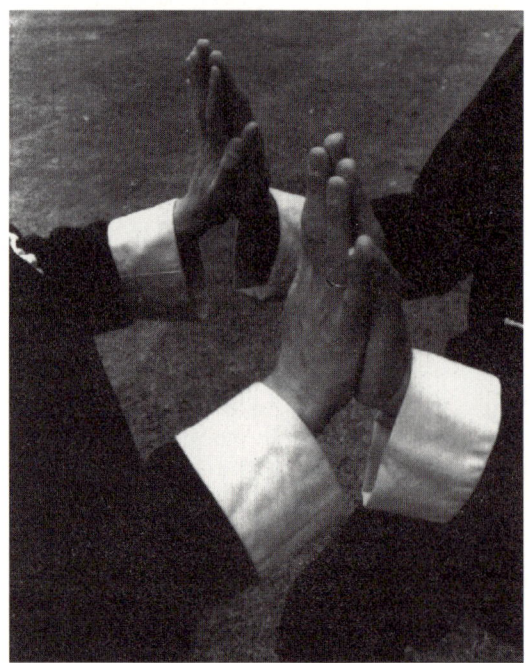

Abb. 20

Die 'Klebenden Hände'

Nun öffnen beide Partner die Augen und legen die rechten Hände so gewendet aneinander, daß sich die Handrücken und Handgelenke berühren. Beide Partner er-

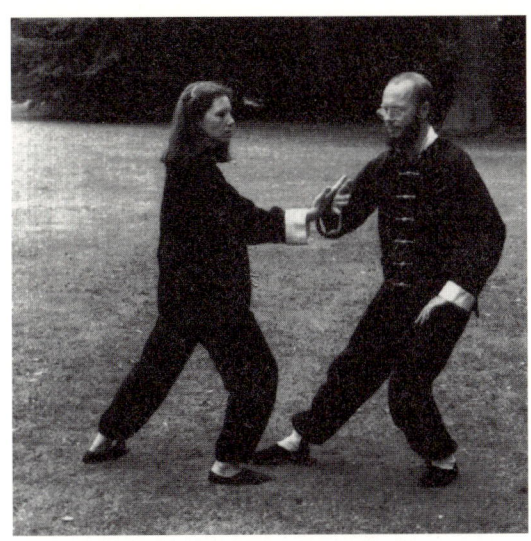

Abb. 21

gänzen sich nun wieder - im Vorwärtsdrängen und Zurückziehen, auf eine pola-
re Weise. Sie spüren diesmal in die
Handrücken hinein und versuchen auch
hier, sensibel für den energetischen Austausch zu werden (Abb. 21).

Nach einiger Zeit können zwei wichtige
Erweiterungen hinzukommen. Die Hände
beschreiben nun nicht mehr den geraden
Weg, sondern einen Kreisbogen im Vorwärtsdrängen und im Rückzug. Desweiteren werden Hüfte, Becken und Oberkörper
zur Seite gedreht, wenn die Yang-Phase
des anderen die Hände vor die eigene
Brust treiben lassen will. Der Yin-Partner
dreht sich also zur Seite, wenn die Hände
auf ihn zudrängen und lenkt somit die
Yang-Phase des Partners im Kreisbogen an
sich vorbei. Er verwandelt sein Yin hierbei
in Yang und beginnt selbst nach vorn zu
schieben.

Diese Vorbereitungsübung ist bereits dem
einhändigen Tuishou - dem Beginn der
klassischen Taiji-Partnerübungen - sehr
ähnlich. An diesen letzten beiden Übungen
kann man unter vereinfachten Bedingungen sehr gut lernen, in der Yin-Phase
weich zu werden, der Yang-Energie über

den gespürten Handkontakt zu folgen und
empfangend zu werden. Auch kann der
Umkehrpunkt von Yin und Yang ohne
größere bewegungstechnische Anforderun-
gen bereits sehr genau erfahren werden.
Dem etwas fortgeschritteneren Übenden
wird ein umsichtiger Lehrer dann auch
bald klar machen können, daß die Hände
kein Eigenleben führen, sondern immer
nur im engen Kontakt mit der Ganzkörper-
bewegung, insbesondere der Hüft-Becken-
Bewegung, zu sehen sind.

So kann nach einer Vielzahl von Bewegungen das Gefühl entstehen, daß Hand
und Leibesmitte nicht mehr voneinander
getrennt, sondern eins sind. Dieses Gefühl
kann sogar umschlagen in die Wahrnehmung, daß nicht Hände als solche aufeinander treffen, sondern sich durch das
Medium der Hände zwei Energien gegen-
überstehen, die miteinander spielen und
sich polar zu ergänzen suchen, um gemeinsam zur Einheit zu werden. Yin und
Yang finden im ständigen Wechselspiel
der am Leibe ansetzenden Wandlungspha-
se zur Einheit zurück. Dies erinnert auch
sehr an Aspekte und Sinnbezüge aus der
indischen Tantra-Tradition. Die Übenden
werden zu meditativen Tänzern, die ihr
Energiespiel spielen, das sich von der
gewohnten Wahrnehmung löst und zu
anderen Ufern führen kann.

Das klassische Übungsgut der Taiji-Partnerübungen

Tuishou - 'Schiebende Hände'

Für alle Partnerübungen in festgelegter Form gilt folgende Regelung: Beim Zurückziehen wird in den Bauch eingeatmet, beim Vorwärtsschieben wird ausgeatmet. So soll der Atemrhythmus das Tempo bestimmen. Auf diese Weise ist auch eine relativ langsame Bewegung, orientiert an der Atemgeschwindigkeit der beiden Partner, möglich. Später beim freien Partner-Taiji wird das Bewegungstempo etwas schneller und der Atem wird freigegeben. Auch gibt es dort einige Besonderheiten in der Atemtechnik, z.B. beim Entwurzeln.

Ansonsten gelten für die verschiedenen Formen der Partner-Übungen die Grundprinzipien, die wir bereits mit den vorbereitenden und einführenden Übungen erarbeitet haben.

Festgelegte einhändige Tuishou-Formen

Einhändiges Kreisen

Die im Westen bekannteste Taiji-Partnerübung besteht aus einer Angriffs- und einer Abwehrtechnik, die ineinander verschmelzen und zu einem horizontalen Handkreisen auf Brusthöhe führen (Abb. 22). Beide Partner stehen beispielsweise mit dem linken Fuß nach vorn in einer tiefen Bogenschützenstellung[16]. Beim Vorwärtsbewegen wird der Handteller an das Handgelenk des sich in der Yin-Phase befindlichen Partners gelegt und die Phase An (Stoßen) ausgeführt. Die Finger des Yang-Partners zeigen nach oben, die Hand des Yin-Partners zur Seite. Der Yin-Partner wendet sich mit der Hüftdrehung zur Seite und führt seine Hand in einer elipsenförmigen Bahn nach hinten und wieder nach vorn. Hierbei wechseln die Handstellungen analog.

Diese Technik kann ohne und mit Schritten ausgeführt werden und wird vielfach wiederholt. Man kann diese Übungen variieren und die Belastung wechseln, indem aus

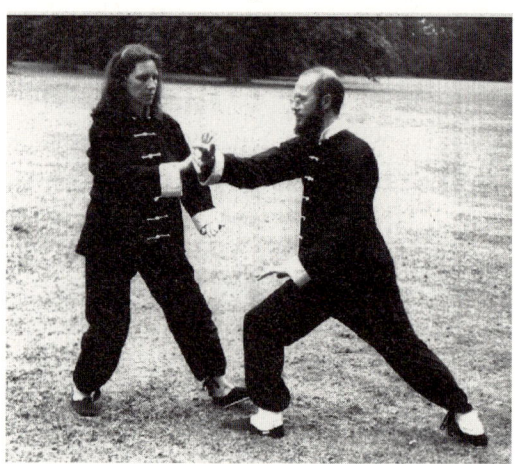

Abb. 22

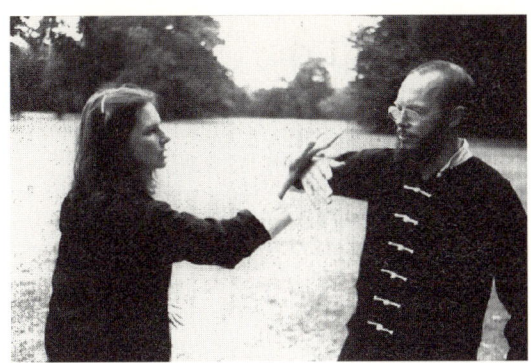

Abb. 23

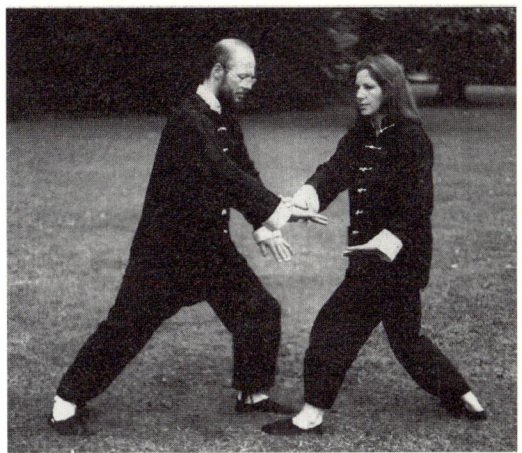

Abb. 24

der Bewegung heraus gemeinsam ein Schritt gemacht wird. A[17] geht z.B. mit dem rechten Bein nach vorn und B mit dem linken Bein nach hinten. Waren nun vorher die rechten Hände und Arme aktiv, werden nun fließend aus der Bewegung die Hände gewechselt und die linken Hände beginnen in gegengleicher Richtung ihre kreisenden Bewegungen. Die etwas passivere Hand, die nicht jeweils am Handkreis aktiv beteiligt ist, wird seitlich mit dem Handteller nach unten gehalten, und Arm und Hand helfen die Gesamtbewegung auszubalancieren. Dies gilt für alle reinen Einhand-Tuishou-Praktiken im Partner-Taiji.

Ist diese Form gründlich geübt und erlernt, kann man zwei weitere einhändige Techniken in diese Übung integrieren. In der Neutralisierungsphase, wenn das Yang des Partners im elliptischen Bogen zum Yin transformiert wird, kann sich der Yang-werdende Partner entscheiden, einen Angriff nach oben (angedeuteter Zeitlupenhandkantenschlag zum Hals) (Abb. 23) oder nach unten (Zeitlupenstich mit gestreckter Hand gegen den Bauch) (Abb. 24) auszuführen. Beide Yang-Phasen werden kreisförmig vorgetragen und entsprechend umgelenkt. In der Yin-Phase des oberen Abwehrens ist die Yin-Hand unter der Yang-Hand und zeigt mit dem Handteller schräg nach unten. In der Yin-Phase des unteren Abwehrens ist die Yin-Hand auf dem Handgelenkrücken des Partners aufgelegt und lenkt diesen zur Seite.

Die Reihenfolge der verschiedenen Techniken kann festgelegt werden. Später im fortgeschritteneren Stadium wird die Reihenfolge freigegeben, um bereits hier erste flexible Reaktionsweisen und einen spontanen Umgang mit dem Übungsgut zu ermöglichen.

Alle Yang-Phasen sollen beim festgelegten Tuishou genauso langsam vorgetragen werden wie die Yin-Phasen. Yin und Yang müssen - dies soll hier noch einmal für alle folgenden Übungen betont werden - eine wechselnde Partnerführung vorsehen. Wer Yin ist, folgt der Bewegung von Yang, empfängt und klebt mit dem Handgelenk am Yang-Partner, ohne gegenzudrücken. Er gibt auch innerlich zunächst die Führung ab, allerdings ohne unaufmerksam zu werden.

Dies kann ab und an - besonders in der Anfangsphase der Bewegung - getestet werden, indem der Yang-Partner in der Bewegung plötzlich einhält. In diesem Moment darf sich das Handgelenk des Yin-Partners nicht von der Hand des Yang-Partners entfernt haben. Ansonsten war er nicht Yin genug und hatte also auch in der Yin-Phase noch führen wollen.

Die soeben vorgestellte kleine Übungsreihe kann wiederum durch Schritt- und Seitenwechsel variiert werden, so daß ein

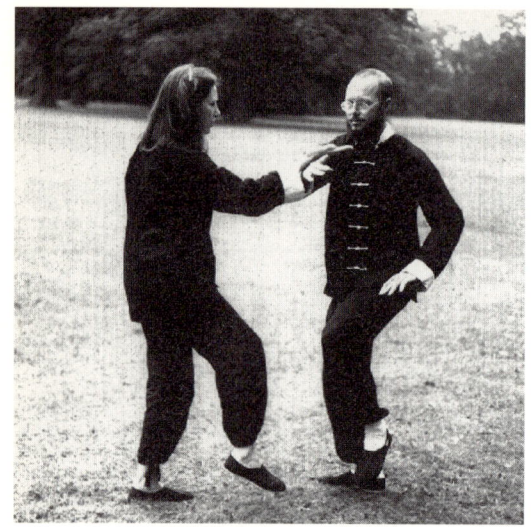

Abb. 25

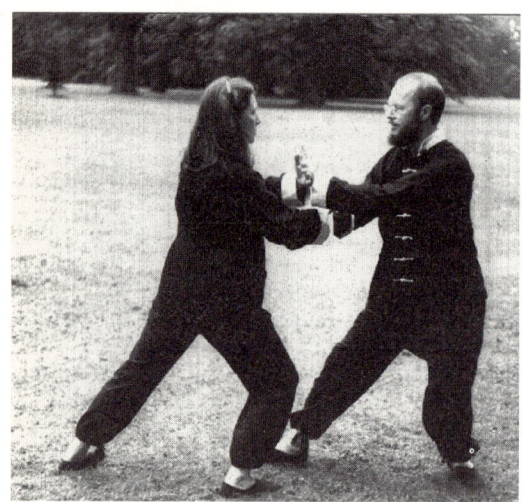

Abb. 26

eine Hand immer Kontakt zum Partner hat. In der neuen Position stehen nun die anderen Beine vorn und die vorher eher passive Hand führt die Yin-Yang-Bewegung in gegengleicher Richtung aus.

Diese Bewegungsweise wird nun auf den drei beschriebenen Ebenen solange durchgeführt, bis sich einer der beiden Partner zu einem weiteren Hand- und Beinwechsel entschließt (Abb. 25 u. 26).

Das 'Einhändige Unterarmgreifen'

A und B stehen z.B. in der Bogenschützenstellung und haben den rechten Fuß vorn. Partner A greift mit der rechten Hand seitlich auf B's rechten Unterarm. B faßt wiederum gleichzeitig A's Unterarm. A drängt nach vorn und versucht, in Zeitlupe B's Ellenbogen in dessen Bauchbereich zu drücken, um ihn aus dem Gleichgewicht zu bringen (Abb. 25).

B aber entzieht sich dem, wendet sich zur Seite und läßt A rechts an sich vorbei stoßen. Nun wechseln beide Partner die Rollenverteilung. B hebt seinen Ellenbogen an und versucht nun wiederum über die Handfassung an A's Unterarm dessen Ellenbogen von oben nach unten gegen des-

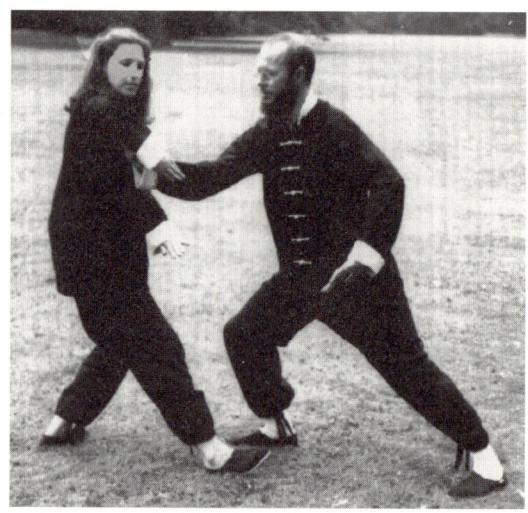

Abb. 27

Belastungswechsel der Beine eintritt. Hierbei empfiehlt sich eine Festlegung der Reihenfolge. Partner A und B üben ein paar Mal das einhändige Tuishou in Brusthöhe. Nun greift A nach unten an. B wehrt ab und greift nach oben an. Diese Kombination ist für beide das Zeichen zum Schritt und zum Handwechsel. Hierbei ist auf einen fließenden Übergang zu achten und darauf, daß beim Wechsel zumindest

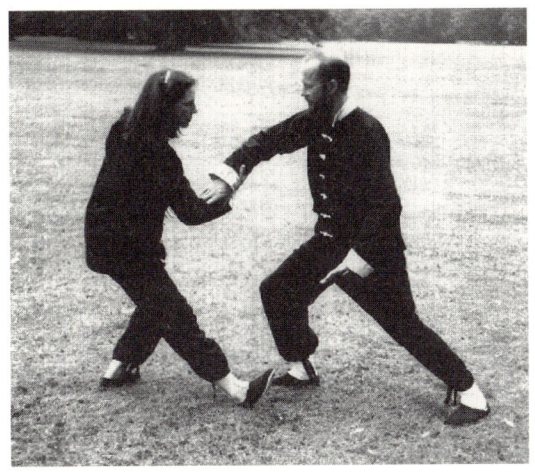

Abb. 28

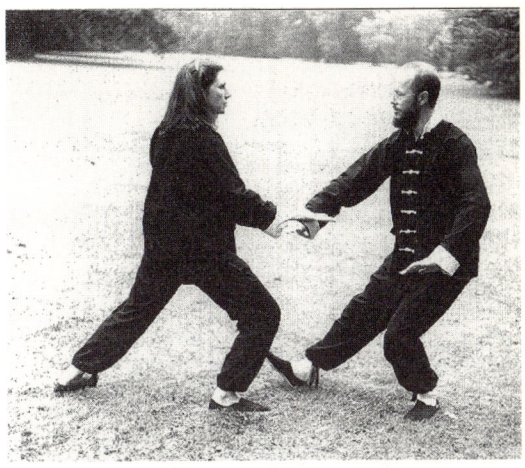

Abb. 29

lenbogen von oben nach unten gegen dessen Zentrum zu führen. Auch hier können
Schritte und Hand-/Armwechsel nach
dem zuvor beschriebenen Prinzip hinzugenommen werden (Abb. 28).

Die 'Spiral-Übung'

Beide Partner stehen z.B. in der Schützen-
stellung rechts[18].
Partner A weist mit seiner ausgestreckten
rechten Hand auf B's Zentrum. A's rechte
Hand liegt mit der Handfläche nach oben,
auf Zentrumshöhe ausgestreckt, auf B's
rechtem Handgelenkrücken. B's rechte
Hand zeigt mit dem Handteller nach unten
und mit den Fingern zur Seite (Abb. 29). B
wendet sie nun im oberen Kreisbogen und
im Vorwärtsbewegen so, daß sie mit der
Handfläche nach oben zum Zentrum von
A drängt und auf dessen Dantian zeigt. A
folgt und nimmt mit seiner Hand im
Zurückweichen die Yin-Position ein.
Ist diese Bewegung erlernt, können nun
Schritte hinzukommen. A setzt den hinteren linken Fuß nach vorn (Abb. 30 u. 31)
und macht einen weiteren Schritt mit
rechts nach vorn. In dieser Zeit geht B
phasengleich zuerst mit dem vorderen
rechten Bein zurück und macht einen
zweiten Schritt mit links zurück, so daß der

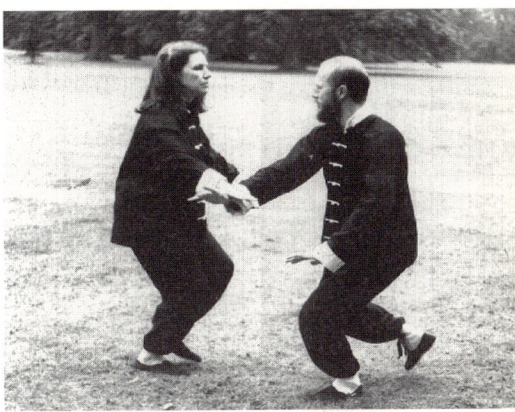

Abb. 30

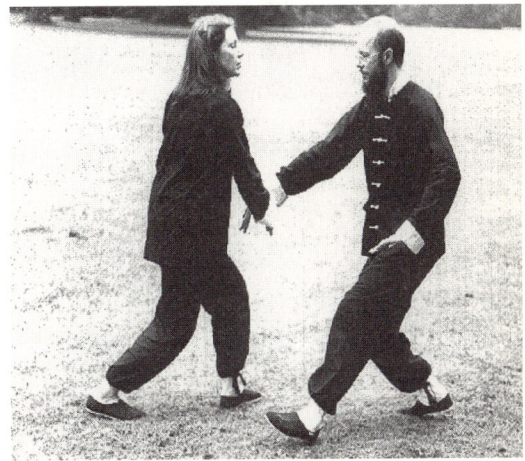

Abb. 31

haften beide Partner aneinander und vollführen eine Spiralbewegung, in zwei Vertikalkreisen, mit den in Kontakt befindlichen Händen und Armen (Abb. 29, 30, 31).

B klebt im Rückzug an A's Handgelenk. A führt in seiner Yang-Phase die Bewegung an, bis die ausgestreckten Finger auf B's Dantian zeigen. A und B vollziehen nun ständig diese Schrittkombination, mit wechselnder Rollenverteilung. Sie versuchen hierbei mehr und mehr, die Arm-Hand-Spirale mit der Schrittführung zu koordinieren.

Einhändiges Tuishou mit 4 Grundtechniken

Bei dieser etwas komplizierten Tuishou-Form werden - bereits in Vorbereitung auf die klassischen Tuishou-Formen mit zwei Händen - die vier Grundtechniken An, Ji, Peng und Lü in die einhändige Form des 'Horizontalen Kreisens' eingebracht, so daß die vertikale Bewegungsrichtung zur horizontalen Ebene des einhändigen Kreises hinzutritt. B drängt mit An (Stoßen) und Ji (Drücken) nach vorn. A weicht hierbei mit Peng (Ablenken) nach schräg oben und mit Lü (Ziehen) nach schräg unten aus. Über einen kleinen neutralisierenden Bogen wechseln die Rollen und A wird Yang (Abb. 32).

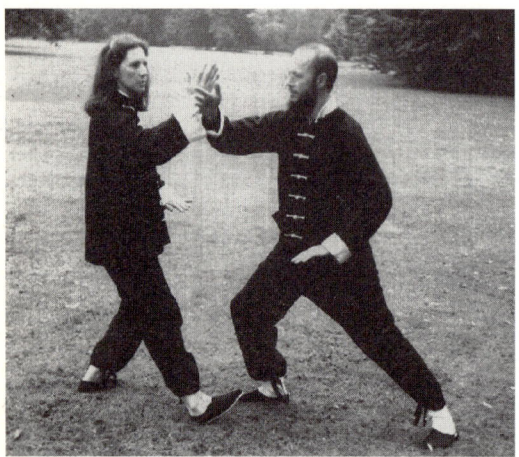

Abb. 32

Das 'Kreisende Schlagen'

Diese Form stellt ebenfalls eine Art Übergangstechnik zur beidhändigen Tuishou-Arbeit dar. B holt mit rechts aus, zum angedeuteten Zeitlupenhandkantenschlag von oben, gegen A's Stirnmitte. A nimmt diesen Schlag mit dem linken Handgelenk an und leitet ihn im Zurückschwanken im Kreisbogen nach unten zur Seite ab. Gleichzeitig holt A selbst mit der rechten Handkante zum Schlag aus und beginnt nach erfolgter Ausholphase nach vorn zu drängen. B nimmt A's Schlag am Handgelenk an usw . (Abb. 33).

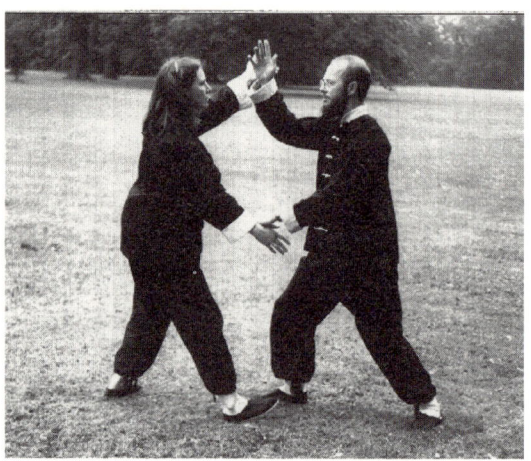

Abb. 33

Hierbei müssen beide Partner wiederum darauf achten, daß der Handgelenkkontakt nicht unterbrochen ist, d.h. beim Wechsel zumindest eine Hand Kontakt zum Partner hat.

Festgelegte beidhändige Tuishou-Formen

Beidhändiges horizontales Kreisen

Die einfachste und daher auch einführende Tuishou-Form mit beiden Händen ist in der Fortführung des einhändigen horizontalen Kreises zu sehen. Hierbei wird die zweite Hand jeweils zur Ellenbogenkontrolle hinzugenommen.

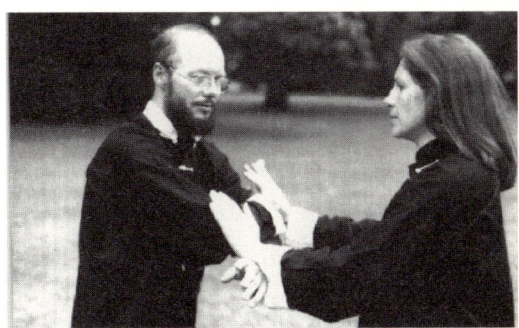

Abb. 35

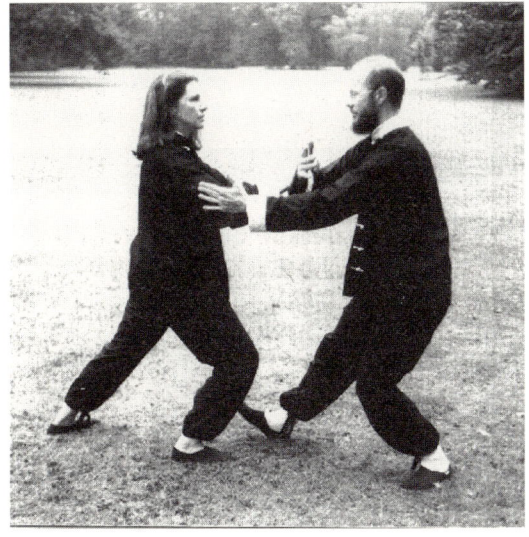

Abb. 34

A stößt in Zeitlupe mit beiden Händen B's rechten Unterarm (An). Hierbei setzt A's rechte Hand am Handgelenk von B an, und die linke Hand am rechten Ellenbogen von B. B kontrolliert in seiner Yin-Phase (Lü) mit der linken Hand und dem linken Handgelenk A's rechten Ellenbogen und bietet den rechten Unterarm für A's Yang-Phase an (Abb. 34). Während der beiden Neutralisierungsphasen, wenn jeweils Yin und Yang wechseln, kehren sich die Hand-Arm-Haltung entsprechend der hierauf folgenden geänderten Rollenverteilung um.

Ein Schritt nach hinten in der eigenen Yin-Phase kann mit einem Hand- und Richtungswechsel verbunden werden. Hierbei wird ein Schritt zurück gemacht und die, in der Yin-Phase den Ellenbogen kontrollierende Hand, kreist im unteren Kreisbogen unter die Arme und schiebt die Arme des Partners zur anderen Seite (Abb. 35 u. 36), so daß in der neuen Schrittstellung und der sich anschließenden Yang-Phase die neue Rollenverteilung und der Richtungswechsel des horizontalen Kreisens eingeleitet werden können.

Dies ist eine Möglichkeit der Variation, sicherlich gibt es noch weitere sinnvolle Hand- und Schrittwechsel. Wichtig ist jedenfalls, daß der Bewegungsfluß nicht gestört wird und Schritte und Handbewegung miteinander gut koordiniert sind.

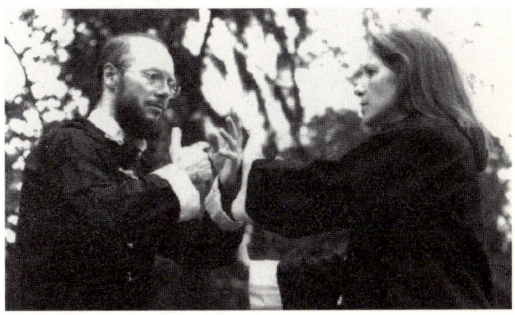

Abb. 36

Das 'Sandwich'-Tuishou

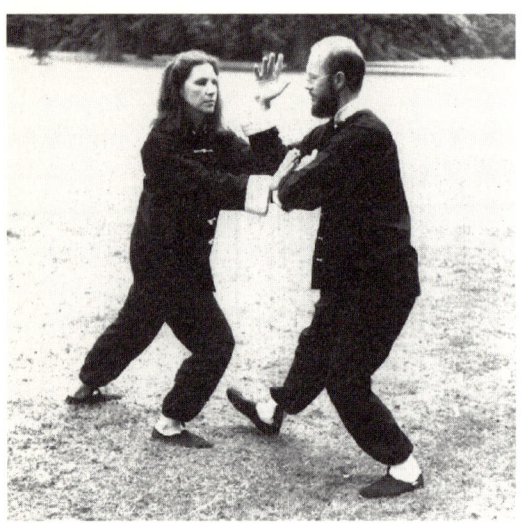

Abb. 37

Aus der Form des 'Beidhändigen horizontalen Kreisens' können weitere interessante Formen abgeleitet werden. A stößt nach vorn gegen B's Unterarm. B begleitet A's Ellenbogen mit dem oberen Unterarmbereich seines rechten Unterarms (Abb. 37). Nun legt A seine rechte Hand auf die

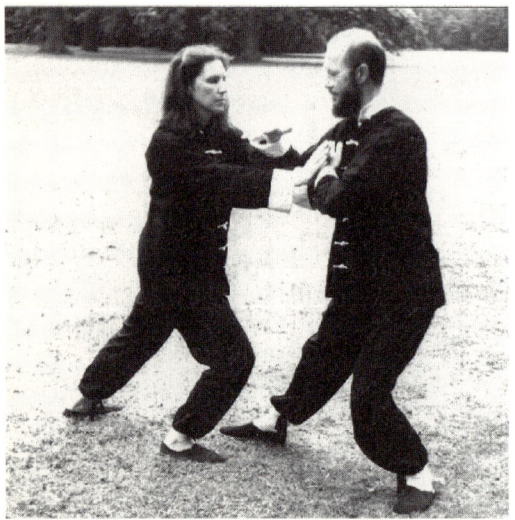

Abb. 38

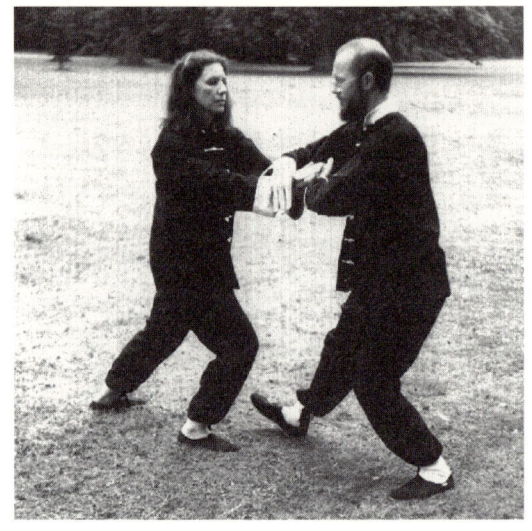

Abb. 39

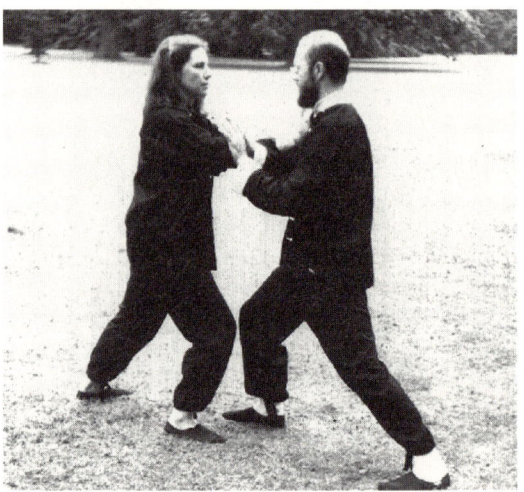

Abb. 40

Handwurzel der linken Hand und bildet nach vorn drückend das 'Sandwich' (Abb. 38). Die Druckrichtung geht auf die Brustmitte des Partners (Brustbein). B läßt die rechte Hand und den rechten Unterarm auf A's linkes Handgelenk sinken und führt das 'Sandwich' zur Seite (Abb. 39). Die Fassung der Hand löst sich hierbei auf. B kann nun an A's rechten Unterarm beide Hände legen und nun seinerseits mit dem Stoßen beginnen (Abb. 40).

'Das Baby wiegen'

Wir nehmen das 'Einhändige Unterarm-greifen' wieder auf und fügen die Ellenbogen-Unterarm-Kontrolle hinzu. B stößt in Zeitlupe mit der rechten Hand und dem rechten Unterarm von rechts oben A's rechten Unterarm und Ellenbogen gegen dessen Zentrum. Hierbei legt B seine linke Hand seitlich von A's Ellenbogen an (Abb. 41). A entzieht sich B durch die Drehung zur Seite und die Ellenbogenkontrolle mit der linken Hand an B's rechtem Ellenbogen und beginnendem Oberarm. Beide Partner bewegen sich bei dieser Endlos-übung so sanft hin und her, als ob sie ein Baby wiegen würden.

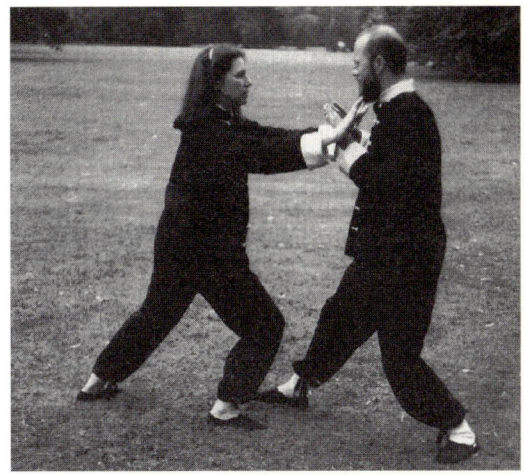

Abb. 42

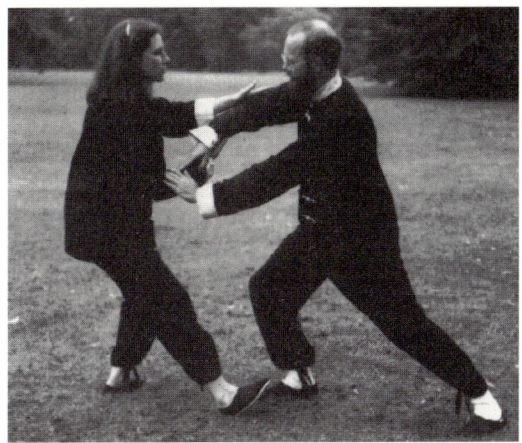

Abb. 41

Das Auflösen des beidhändigen Stoßens

A stößt mit beiden Händen von unten nach oben gegen B's Brustkorb. B führt beide Hände um A's Handgelenke herum nach innen, teilt dessen Hände von unten nach außen (Abb. 42) und drückt sie dabei im Bogen nach unten. So zerstreut er A's Angriff. Nun stößt er nach der erfolgten Neutralisierung selbst von unten nach oben gegen A's Brust. A wiederum windet seine Hände um B's Handgelenk herum und drückt diese in der letzten Phase des

Zurückschwankens nach außen und unten. Nun kann B selbst wieder im Vorwärtsschwanken Yang werden, und von unten nach oben stoßen.

Diese Übung kann nach einiger Zeit des Übens variiert werden, indem z.B. B nicht von unten nach oben in das beidhändige Stoßen von A eingreift, sondern die Hände von oben in die Stoßphase des Partners hineinführt, die Hände von dort aus teilt und nach unten drückt (Abb. 43). Bei beiden Varianten ist insbesondere auf den ununterbrochenen Handgelenkkontakt zu achten.

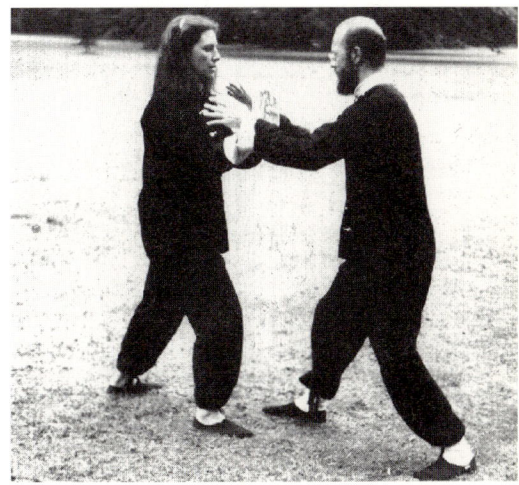

Abb. 43

Die Kernübung des Tuishou

Dies ist die Tuishou-Übung, aus der heraus sich meistens das freie Tuishou entwickelt. Sie besteht aus den vier Basistechniken An, Ji, Peng und Lü und baut auf dem einhändigen Tuishou mit vier Phasen auf. A (An) stößt in Zeitlupe mit beiden Händen B's rechten Unterarm nach vorn. B (Peng) beginnt, diesen Stoß nach oben und zur Seite abzulenken (Abb. 44).

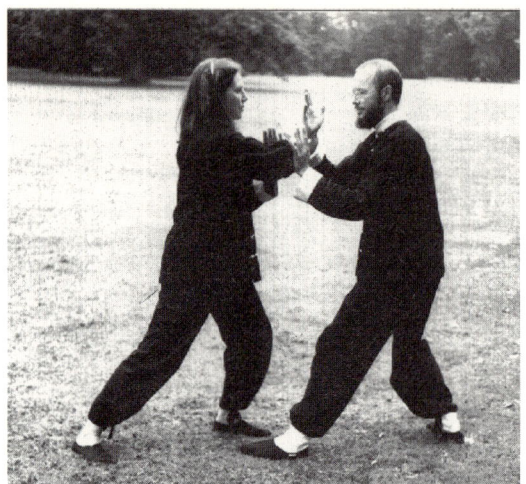

Abb. 45

Nun rollt A mit der linken Hand über den rechten Ellenbogen und bietet seinen linken Unterarm B zur Stoßbewegung an. B beginnt nun mit beidhändigem Stossen gegen A (An) und fährt fort mit dem Drücken an die Innenseite des Ellenbogens. Die Rollen sind nun vertauscht und das beidhändige Tuishou mit vier Basistechniken kann als Endlosübung beginnen (Abb 46).

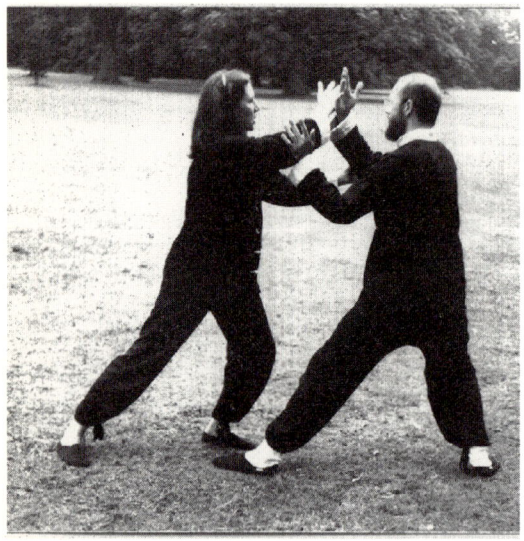

Abb. 44

B dreht sich dabei, im Zurückziehen, über die Hüftdrehung nach rechts zur Seite. Die linke Hand kontrolliert A's rechten Ellenbogen. Hierauf setzt A, um nicht aus dem Gleichgewicht zu kommen, mit der linken Hand eine Druckbewegung in die eigene rechte Ellenbogeninnenseite an (Ji) (Abb. 45). Das Ziel dieses Drückens ist B's linke Brustseite. B reagiert hierauf mit einer Drehung zur Front von A und mit einer Zugbewegung der Hände (Lü). Hierbei ziehen beide Hände A's Unterarm nach hinten. Diese Bewegung ist nur angedeutet und beinhaltet daher keine vollständige Unterarmfassung. Die Hände werden nur auf dem Handgelenk und Ellenbogen aufgelegt. Die Finger bleiben lang.

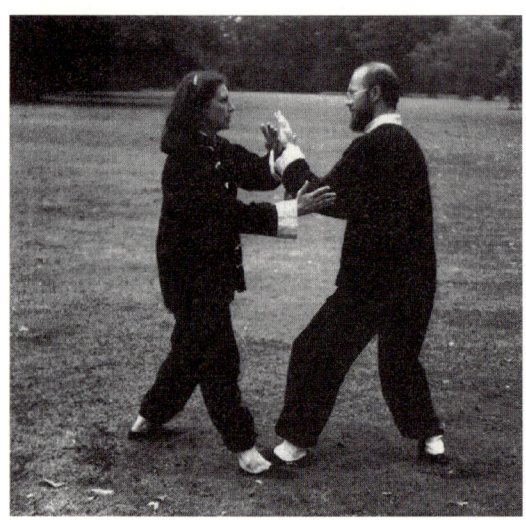

Abb. 46

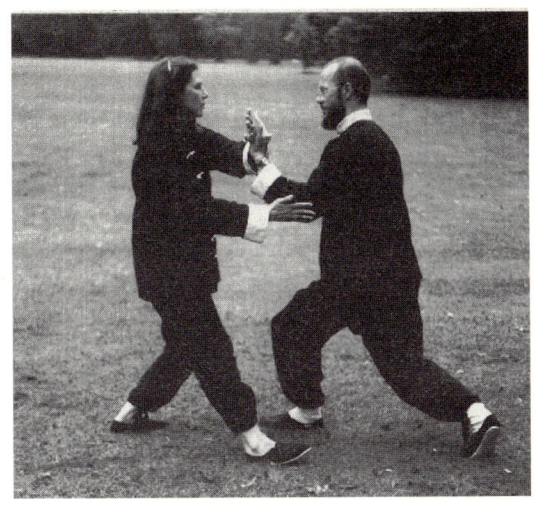

Abb. 47

Während der beiden Yang-Phasen - An und Ji - bewegt sich A nach vorn und während der beiden Yin-Phasen - Peng und Lü - zieht sich A zurück. B verhält sich analog. Beide Rollen sehen eine Phasenversetzung um zwei Phasen vor. Wenn A An ist, befindet sich B in der Peng-Phase. Wenn A Ji ist, ist B in der Lü-Phase.

Nach einigen Monaten des Übens kann diese Bewegung nun auch mit Schritten verbunden werden. A setzt den linken Fuß nach innen, neben B's rechten vorderen Fuß, und beginnt mit Stoßen (An). Nun machen beide Partner zwei Schritte. A drängt mit einer Schrittkombination rechts-links nach vorn und B zieht sich zurück, indem er zuerst einen Schritt mit rechts und dann mit links zurück macht. A vollzieht hierbei die Yang-Phasen An und Ji. B führt die Yin-Phasen Peng und Lü durch.

In der Neutralisierungsphase von A's überrollender Hand setzt nun B den rechten, vorderen Fuß innen neben A's linken vorderen Fuß, und die gleichen Bewegungen vollziehen sich in die entgegengesetzte Richtung, mit umgekehrter Rollenverteilung (Abb. 47).

Am Anfang geht man nur vor und zurück. Nach einiger Zeit des Übens kann man in einem Halbkreis konkav bzw. konvex gehen. Es gibt auch Variationen mit noch mehr Schritten und mehr Hand-Arm-Zyklen. Zudem kann die Bewegungsrichtung auf die unterschiedlichsten Arten und Weisen variieren. Allen Varianten ist allerdings die synchrone Schrittsetzung in den Hauptbewegungsphasen und die harmonische Koordination von Schritten, Rumpf- und Hand-Armbewegungen gemeinsam.

Freies Tuishou

Auch das freie Tuishou kann über eine methodische Hinführung vorbereitet werden, die das notwendige Haltungs- und Bewegungsgefühl unter vereinfachten Bedingungen entwickeln hilft. Wie aus der Übersicht für die Studien in Taijiquan (Kapitel 2) deutlich wird, beginnen wir relativ früh mit den freien Partner-Formen. Dies hat seine Begründung darin, daß es sich eben hierbei zunächst um Vorbereitungsformen handelt, die bereits ohne größere Kenntnisse angewendet werden können. Desweiteren haben wir immer wieder erlebt, daß die freie Partnerarbeit für die Teilnehmer eine interessante und motivierende Abwechslung auf der Interaktionsebene bot.

Es handelt sich hierbei vor allem um Übungen, die das eigene Balancegefühl, die Kontaktsensibilität und die flexible Reaktion auf Impulse des Partners entwickeln und verbessern helfen. Diese Übungen nehmen das auf, was bereits an Biegsamkeit, Weichheit und Zentrierfähigkeit in den einführenden kleineren Formen entstanden ist und überführen dies in eine auf Improvisationsfähigkeit angelegte Partnerübung.

Der 'Yin-Yang-Tanz'

Diese Form der Tanzimprovisation wird zur Musik von Miles Davis ('Jean Pierre') erlebt. In einer ersten Phase tanzen alle Teilnehmer mit geschlossenen Augen und finden zum Rhythmus der sehr eigenen Musik. Für jede Tanzphase wird die Musik wieder nach vorn gespult - so auch jetzt. Nun tanzen alle betont Yin - "Sei weich wie eine Feder" oder "Torkele kraftlos wie ein Betrunkener" oder "Bewege dich, als wenn du ganz schlaff wärest" wären mögliche Bewegungsanregungen. In der nächsten Tanzphase versuchen alle überbetont Yang zu tanzen. Dies könnte mit folgenden Worten eingeleitet werden: "Stampfe auf den Boden auf und tanze mit viel Power" oder "Versuche zu tanzen, als wenn du über den Tanz dominieren möchtest".

Sind beide Qualitäten genügend im Tanz einzeln erlebt worden, können sie in Form einer Partnerimprovisation zusammenkommen. Partner A tanzt zur Musik von Miles Davis seinen Part in Yin oder Yang. B steht, hält Augenkontakt und schaut zu. A tanzt ein paar Takte und erstarrt mitten in der Bewegung. Nun kommt B's Tanzzeit. Er kann sich entscheiden, wie er reagieren möchte, mit einer Yang- oder einer Yin-Tanzphase. Beide Tänzer halten ständig Augenkontakt. Wenn B erstarrt, antwortet A mit seinem Tanz.

Auf der letzten Stufe gibt es nun ein völlig offenes Geschehen. Beide Partner tanzen gleichzeitig. Wenn A Yang tanzt, wird B zu Yin. Irgendwann hat er hiervon genug und wird zu Yang. A reagiert und zieht sich zurück, wird zu Yin. So entsteht für beide Akteure eine spannende Tanzimprovisation voller Lebendigkeit und Ausdrucksmöglichkeit in den Qualitäten von Yin und Yang. Auch ein Gespräch miteinander im Anschluß an die Tanzphase kann nicht schaden....

Die 'Verwurzelungsübung'

Die beiden Partner stehen Fußkante an Fußkante, Seite an Seite nebeneinander. Sie stehen in einer sehr weiten und tiefen Stellung. Sie versuchen nun, sich durch leichtes Drücken und Schieben aus der Balance zu bringen. Wenn Partner A einen Impuls bei Partner B setzt, so kann dieser ausweichen (Abb. 48) und sogleich den Angriffsimpuls des Partners durch einen

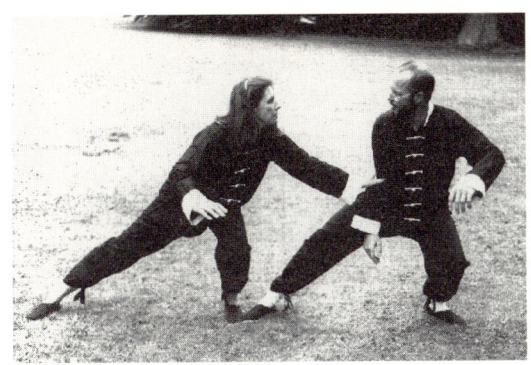

Abb. 48

eigenen Impuls gegen dessen Schulter ins Leere lenken.

So entsteht ein kleines Spiel miteinander aus Umlenken, Fingieren, Drücken und Ausweichen. Auch kann diese Übung zu dritt, zu viert oder im Kreis durchgeführt werden. Hierbei müssen wir dann eben nach zwei Seiten aufmerksam sein und reagieren.

Festhalten und Ziehen ist nicht erlaubt. Auch sollen die Impulse nur ab Hüfthöhe angesetzt werden, um die Knie zu schonen. Bei diesem Spiel ergeben sich zahlreiche Variationen von Angriff und Abwehr, die die volle Aufmerksamkeit beanspruchen. Je tiefer ich stehe, desto besser bin ich verwurzelt und um so schwerer aus dem Gleichgewicht zu bringen. Die Teilnehmer müssen sehr aufmerksam für die Fußsohlen in Verbindung mit dem eigenen Schwerpunkt sein. Am besten ist es, sich vorzustellen, der Schwerpunkt liege im Boden unter den Fußsohlen. Eine einzige Unaufmerksamkeit führt unmittelbar zum Herausfallen aus der eingenommenen Schrittstellung. Dies sollte allerdings nicht im Ärger, sondern eher mit einem Gefühl der Dankbarkeit verbunden sein. Der Partner hat auf die eigene Unaufmerksamkeit hingewiesen.

In diesem Geist sind auch die anderen Übungen zu sehen. Es handelt sich hier um Situationen spielerischer Konkurrenz, die bei der eigenen Entwicklung - und der des anderen - behilflich sein können. Sie sollten nicht zum Anlaß genommen werden, einen Sieg über den anderen zu erringen, sich selbst zu erhöhen und den anderen zu erniedrigen.

Die Balance-Übung auf einem Bein

Die beiden Partner stehen sich auf einem Bein gegenüber. Die Handflächen sind aneinandergelegt. Irgendwann beginnt der eine Partner zu drücken und der andere reagiert hierauf. Er leitet den angreifenden Partner im Kreis ab, so daß ein eigener Impuls möglich wird. Es kann auch mit beiden Händen gleichzeitig gearbeitet werden. Festhalten ist auch hier nicht erlaubt (Abb. 49).

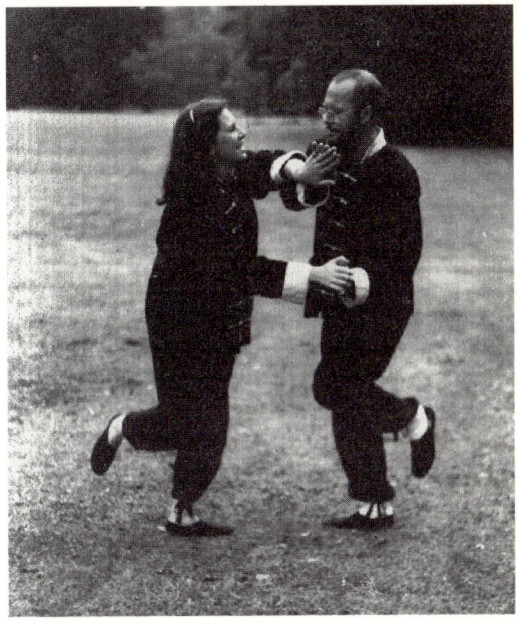

Abb. 49

Diese Übung erfordert natürlich sehr viel Balancegefühl, Weichheit und Biegsamkeit. Sie strengt insbesondere den Anfänger im Standbein an, so daß nach einiger Zeit das belastete Bein gelockert wird und ein Standbeinwechsel erfolgt.

Der 'Watte-Kreis'

Die Teilnehmer stehen im Kreis auf einem Bein. Die Handinnenflächen sind in etwa auf Schulterhöhe an die Handinnenflächen des Nachbarn angelegt. Nun beginnt ein Drücken zur Seite und ein Ausweichen in kreisförmigen Bahnen. Wenn der Partner Druck von der Seite spürt, gibt er nach, 'ist er weich wie Watte'. Er läßt seinen Nachbarn nicht an seinen Schwerpunkt herankommen, sondern lenkt den Druck bogenförmig nach außen um.

Yin- und Yang-Aktionen sollten in etwa ausgeglichen sein, d.h. es geht nicht darum, vorwiegend dominant oder ausschließlich abwehrend und empfangend zu sein. Nach einiger Zeit werden die Beine gewechselt. Auch können später die Kreisnachbarn getauscht werden, um auch neuen Ideen, Reichweiten und Spannungsverhältnissen begegnen zu können.

Das 'Intuitive Umlenken'

Partner A versucht Partner B's Brustbein mit den Fingerspitzen zu berühren. B versucht dies zu verhindern, indem er die in Zeitlupe vorgetragenen Angriffsimpulse von oben, von vorn, von der Seite oder von unten über kreisende Abwehrbewegungen umzulenken sucht. Hierbei versucht B, den Handgelenkkontakt herzustellen und die Angriffsbahn im Kreisbogen zur Seite zu verlagern.

Nach einiger Zeit können die Rollen gewechselt werden. B greift nun A an und A wehrt ab (Abb. 50). In einer dritten Phase ist es dann möglich, daß ohne eine Festlegung der Rollenverteilung beide Partner angreifen oder abwehren können - je nachdem, wie es die Bewegungssituation erfordert. Es sollte darauf geachtet werden, daß beide Partner ihre Bewegungen im Zeitlupentempo belassen, so daß genügend Zeit bleibt, um aufmerksam und gelassen reagieren zu können.

Impuls-Übungs-Variationen - methodischer Aufbau

1. Stufe:

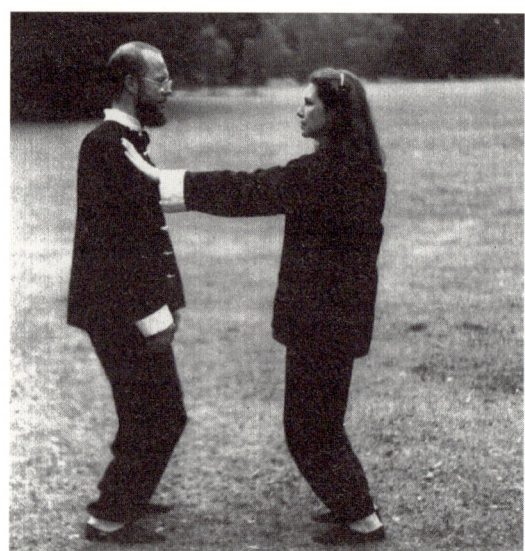

Abb. 51

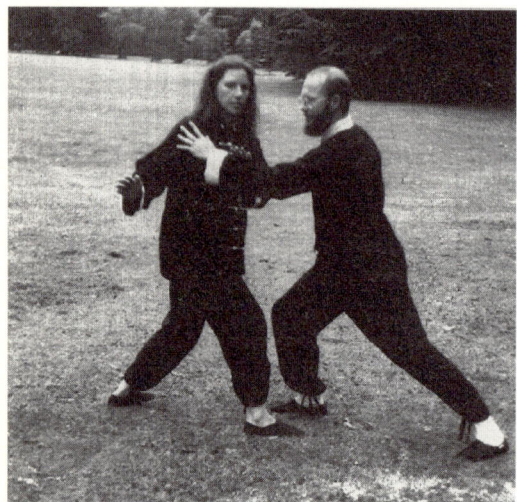

Abb. 50

A steht B mit parallelen Füßen und in etwa schulterbreiter Stellung gegenüber. B schließt die Augen. A berührt B's rechte Schulter mit der linken Handfläche und übt einen leichten Druck aus. B leitet den

Druck ab, indem er nach unten sinkt, d.h. die Knie noch mehr als vorher beugt. Auch A geht mit sanftem Impuls etwas in die Knie. (Abb. 51)

Dies kann nun mehrmals an der gleichen Schulter erfolgen, bis schließlich die linke Seite ebenfalls einbezogen wird. Dann erfolgt ein variables und nicht berechenbares Drücken. A drückt B's rechte Schulter, dann noch einmal die rechte Schulter, dann vielleicht dreimal die linke Schulter und so fort.... Hiernach werden die Rollen getauscht.

2. Stufe:

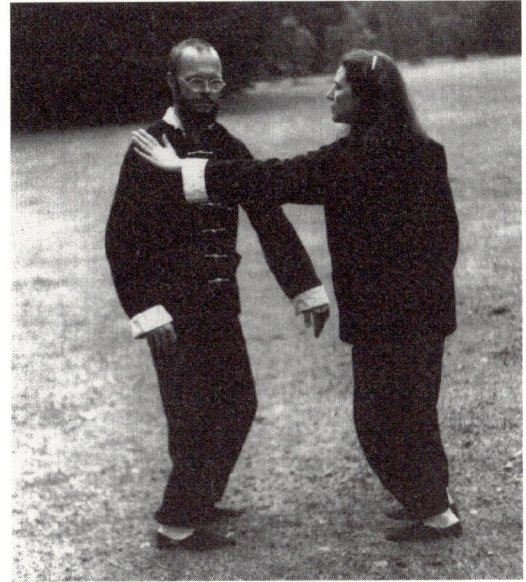

Abb. 52

A steht B wiederum gegenüber, B schließt die Augen. A drückt B's rechte Schulter, B sinkt zunächst nach unten ein und läßt dann über eine Hüftdrehung zur Seite seine rechte Schulter ausweichen. A's Stoß geht hierdurch ins Leere (Abb. 52). Beide Partner kehren anschließend in die Ausgangsposition zurück und wiederholen dies mehrmals. Anschließend wird die Übung nach dem gleichen Prinzip wie die vorhergehende Übung fortgesetzt, d.h. bis

hin zur nicht festgelegten Reihenfolge der Impulse. Nach einiger Zeit des Übens werden die Rollen wieder getauscht.

3. Stufe:

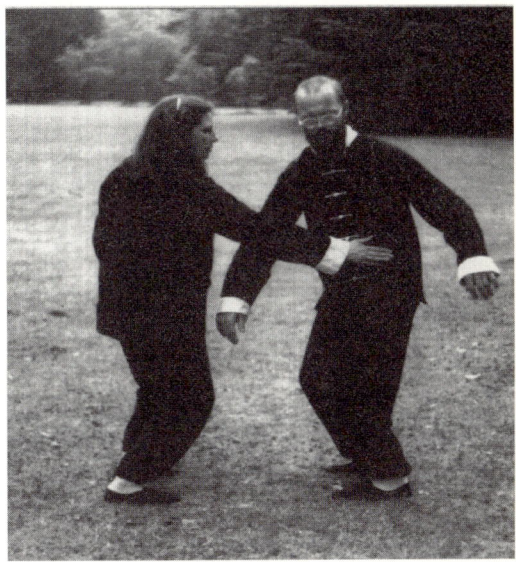

Abb. 53

A und B stehen sich wieder in schulterbreiter Stellung gegenüber. Beide lassen nun die Augen offen. A gibt B einen Impuls gegen die rechte bzw. linke Schulter, gegen Brust, Bauch oder rechte bzw. linke Hüfte (Abb. 53) - so wie es seine Intuition ihm eingibt. B sinkt, weicht aus und lenkt mit einer kreisenden Bewegung seiner Hand den Angriffsimpuls zur Seite ab (Abb. 54).

Hierbei gibt es eine Reihe sinnvoller und typischer Abwehrbewegungen auf dem kürzesten und direkten Weg, deren Kreislaufbahnen bald im Gefühl erfaßt sind.

Bei dieser 3. Stufe ist die Reihenfolge der Aktion zu beobachten: Zuerst den Kontakt zulassen, also sowohl selbst die Chance erhalten, die Art und Gerichtetheit der Yang-Energie des Partners zu verstehen als auch den Partner in die Bewegung hineinzulocken. Erst nach dem Sinken erfolgt die

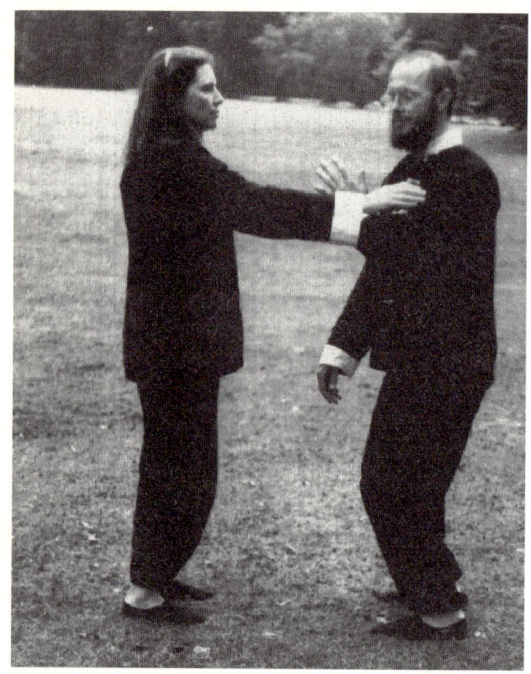

Abb. 54

wegdrehende Ausweichbewegung vom
Zentrum aus, ehe dann die angreifende
Hand im Kreisbogen 'weggewischt' wird.

4. Stufe:

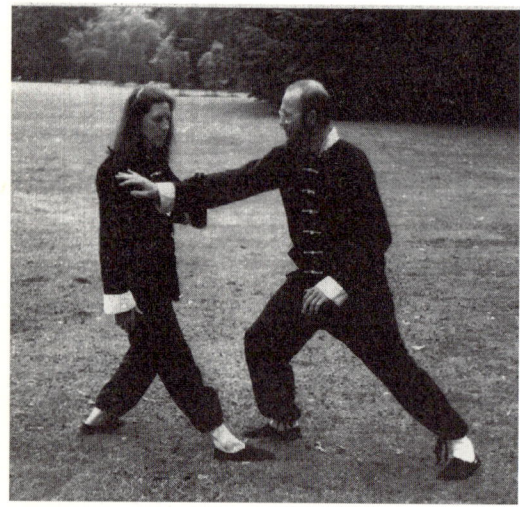

Abb. 55

Die vorhergehende Stufe dieser Übungsreihe wird nun so variiert, daß nicht festgelegt ist, wer angreift bzw. wer Yin ist.
Beide Partner stehen sich nun in einer
Bogenschützenstellung gegenüber und
kommen miteinander in das Spiel des
Drückens, Sinkens, Ausweichens und Umlenkens.
Von der Hüfte aufwärts können die Angriffsimpulse in nicht festgelegter Reihenfolge angesetzt werden (Abb. 55). Auch
kann nun der Druck ausübende Partner
beginnen, in der Ausweichbewegung des
anderen, dessen Zentrum zu suchen. A
gibt B den Druckimpuls, findet sich aber
mit dessen Ausweichbewegung nicht ab,
sondern wechselt die Druckrichtung und
versucht, das sich entziehende Zentrum
von B zu finden und mit dem Druck dort
hineinzugehen.
Bei dieser letzten Übungsstufe sind wir
schon sehr nahe am eigentlichen freien
Tuishou und können nun auch hiermit
beginnen.

Die klassischen Situationen des freien Tuishou

Beim freien Tuishou entsteht die Bewegungsimprovisation aus der mehrmaligen
Wiederholung der festgelegten Tuishou-
Formen. So machen beispielsweise A und
B das einhändige horizontale Handkreisen. A bemerkt nach einigen Wiederholungen eine Unaufmerksamkeit bei B und
greift mit einer oder mit beiden Händen
an.
Hierbei gibt es nun viele Möglichkeiten,
die sich aus der Art der Unaufmerksamkeit von B ergeben. Ist B zu weit nach vorn
gegangen, kann A an B's vorderem Handgelenk einen sanften Zug ausüben und ihn
ins Leere laufen lassen. Hat sich B zu weit
zurückgelegt, kann A den Partner nach
hinten abdrängen, so daß B aus der Balance gerät. A kann versuchen, B's Ellenbogen
zu kontrollieren und nach oben, nach
unten oder zu den Seiten hin Druck auszu-

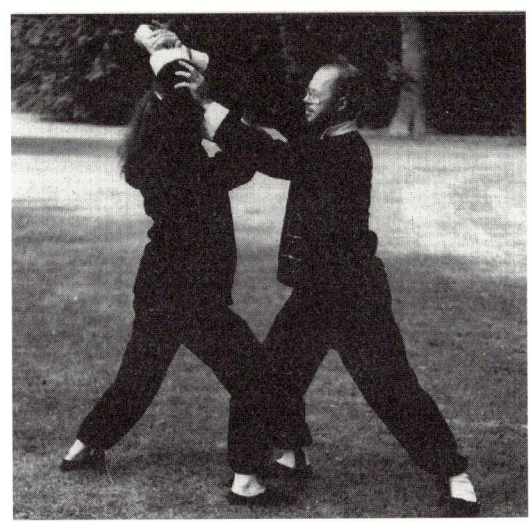

Abb. 56

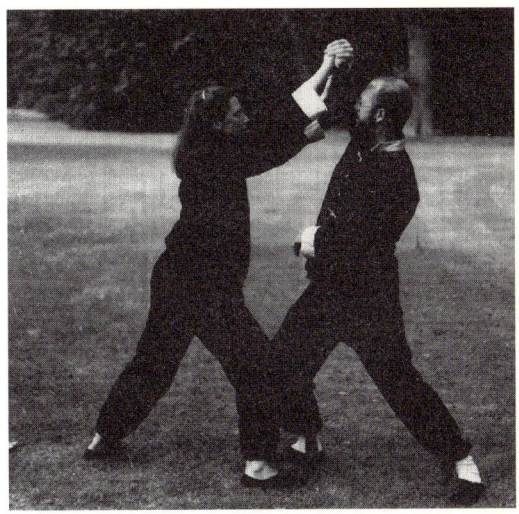

Abb. 58

üben und vor allem den Ellenbogen gegen B's vermutetes oder erspürtes Zentrum zu schieben. B sinkt beim Angriff ein, entzieht über die Hüftbewegung sein Zentrum, weicht aus oder lenkt ab.

A kann mit der zweiten Hand alle möglichen Impulse während der Ausweichbewegung von B setzen und ihn hierdurch zu weiteren Ausweichbewegungen veranlassen. Beim gekonnten Tuishou drückt A ständig ins Leere und trifft auf keinen

Widerstand. B gelingt dies, indem er im Handgelenk, Ellenbogengelenk und in den Schultern weich und flexibel wird. A drückt ins Leere und setzt sich dadurch selbst der Gefahr aus, aus der Balance zu geraten.

B hat ja ebenfalls jederzeit die Gelegenheit, seinerseits Unaufmerksamkeiten von A durch Zug- und Druckbewegungen auszunutzen und B aus der Balance zu 'helfen' (Abb. 56 - 62).

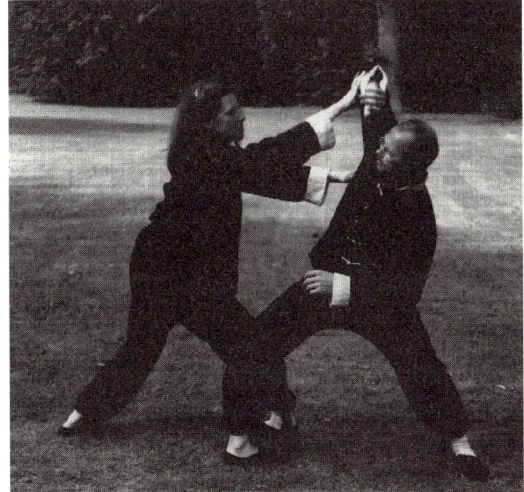

Abb. 57

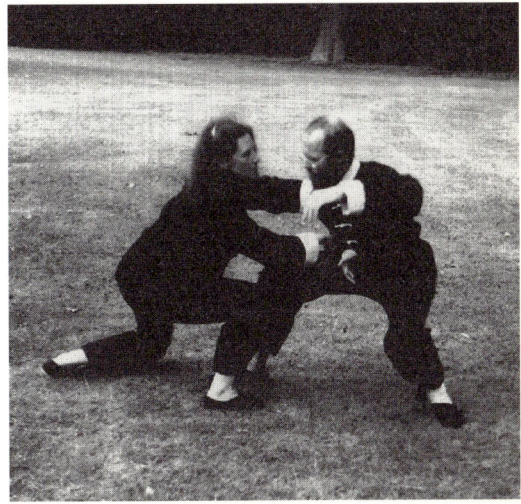

Abb. 59

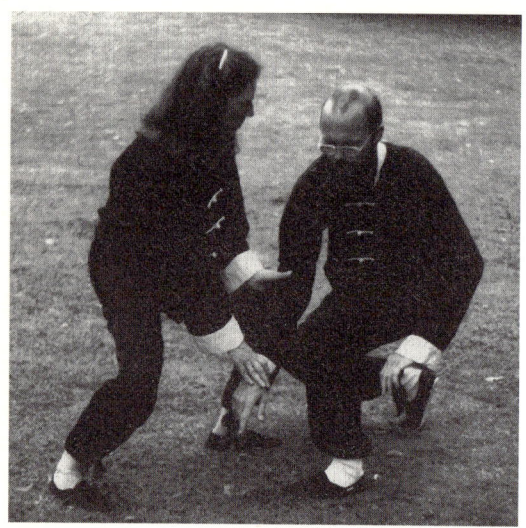

Abb. 60

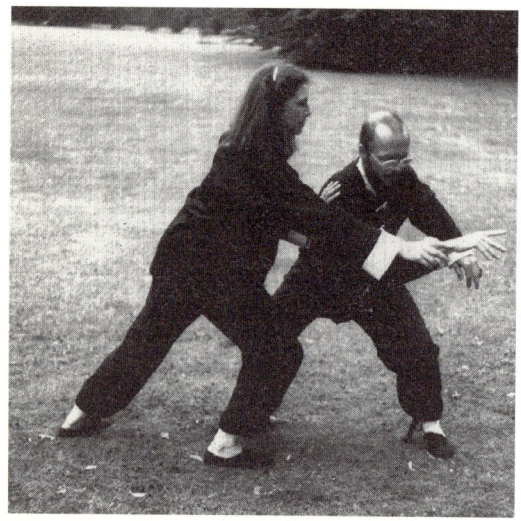

Abb. 61

Hand oder ein Unterarm unter die Achseln des Partners geführt werden, um von dort in den Schwerpunkt zu drücken (Abb. 63). Auch kann der sich möglicherweise nun entgegenstemmende Partner über Zugbewegungen, die zur anderen Seite angesetzt werden, aus der Balance gebracht werden .

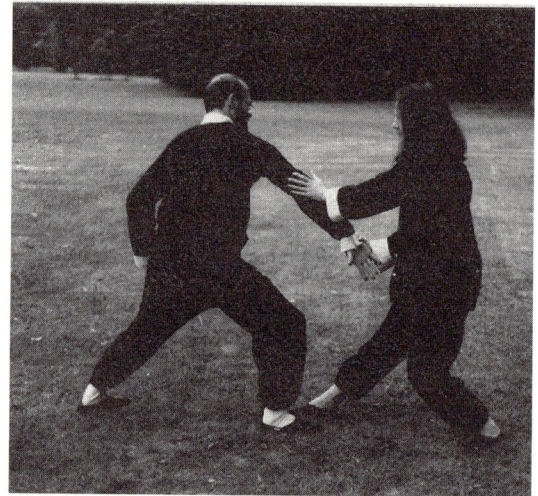

Abb. 62

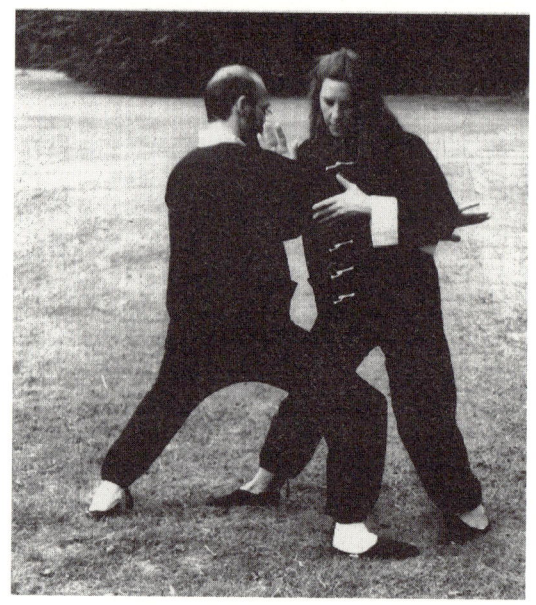

Abb. 63

Noch weitere Variationen und Möglichkeiten kommen beispielsweise beim beidhändigen horizontalen Kreisen hinzu. Neben den eben schon angedeuteten Möglichkeiten kann, z.B. im Zuge eines Handwechsels und Seitenwechsels, über die Seite in den Schwerpunkt des Partners hinein Druck ausgeübt werden. Oder es kann auch eine

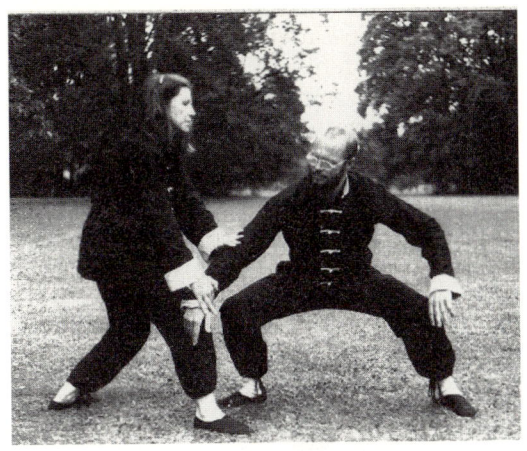

Abb. 64

Die Richtungen von Zug oder Druck variieren je nach Reaktionsweise des Partners. Ziehe ich in die eine und er zieht in die andere Richtung (Abb. 64), um den Zug auszugleichen, so ändere ich meinen Impuls und drücke nun in diese Richtung, so daß ich seinen Rückzugsimpuls verstärke und ihn in Balanceschwierigkeiten bringe .

Dies kann an folgendem Beispiel deutlich gemacht werden: A zieht B nach unten am Handgelenk. B stemmt sich etwas dagegen, um nicht nach vorn weggezogen zu werden. Da winkelt A B's Arm an und stößt mit beiden Händen - an Ellenbogen und Handgelenk ansetzend - von unten nach oben Druck ausübend, den Partner nach hinten. Hierbei achtet A darauf, daß zunächst B's Unterarm vor dessen Bauchraum geführt und angelegt wird. Dann erfolgt von unten nach oben der schnelle Druck, der B entwurzeln und in die Luft abheben lassen kann.

Sehr oft werden zur Vorbereitung des freien Tuishou die Grundtechniken 'Stoßen', 'Drücken', 'Ablenken' und 'Ziehen' in der festgelegten Übungsform angewandt. Aus der komplexen Form mit vier Grundtechniken ergeben sich wiederum zahlreiche Möglichkeiten und freie Variationen aus vielmaligen Wiederholungen, spontan und improvisierend angesetzt. Es entwickelt sich ein Spiel miteinander, das vielfältige An-

griffsmöglichkeiten und Auswege zuläßt. Auch werden Schritte und Drehungen hinzugefügt, die der Kreativität und Bewegungsimprovisation der Partner viele Lösungsmöglichkeiten eröffnen.

Fehlen eine Zeit lang die Ideen oder geht die Bewegungsqualität des Taijiquan verloren, so kehren die Partner zu einer der festgelegten Tuishou-Formen mit einer oder mit beiden Händen zurück und wiederholen diese mehrmals. Irgendwann hat sich die Weichheit und Zentriertheit der Bewegung wieder eingestellt und eine neue Bewegungsimprovisation kann beginnen.

Und noch einmal sei betont: Es handelt sich hierbei nicht um den aggressiven Hahnenkampf zweier Egozentriker, die sich gegenseitig zu übertrumpfen suchen. Es ist ein gegenseitiges am Körper ansetzendes Durcharbeiten und Weiterhelfen, ein Spiel mit den Selbstverteidigungstechniken, das wir miteinander spielen, weil es uns weiterbringt, uns aufgrund seiner Kreativität und Dynamik Spaß macht und in uns eine andere Wachheit erzeugt.

Zwei erfahrenen Tuishou-Spielern beim freien Partner-Taiji zuzuschauen, heißt, die Verschmelzung von zwei Menschen im meditativen Tanz erblicken zu dürfen. Es ist eine Wachheit für den Augenblick zu sehen, die den Beobachter von der flüchtigen Tageswahrnehmung wegführen kann, zu einem Eindruck von Transzendenz und Ahnung des Taiji - des Geheimnisses, das hinter allem steht und doch so wirklich ist. Er sieht letztlich den Tanz von Shiva und Shakti in der Weise des Taijiquan.

Dalü - 'Großes Ziehen'

Festgelegte Dalü-Formen

Uns sind verschiedene Formen des Dalü bekannt, von denen wir bei ihrer Ausübung erfahren konnten, daß sie ähnliche Funktionen haben. Aus einer Situation des Angriffs heraus - einem in Zeitlupe vorgetragenen Faust- oder Handkantenschlag beispielsweise - wird eine raumgreifende Zugbewegung angesetzt, die zumeist von oben nach unten gerichtet ist und in ein Pressen des Armes übergeht.

Die Dalü-Formen umfassen desweiteren Schritte und Drehungen. Auch sind ihre Bewegungen in die vier möglichen Ecken eines Quadrats vorgesehen, so daß Dalü auch gelegentlich als 'four-corner-pulling' bezeichnet wird.

Im festgelegten Dalü sollen - wie bereits erwähnt - die Grundtechniken 5-8 des Taijiquan durch häufiges Wiederholen angedeutet und eingeübt werden: Cai (Nach unten ziehen), Lie (Spalten bzw. Nach hinten biegen), Zhou (Ellenbogenstoß) und Kao (Schulterstoß).

Nicht alle Dalü-Formen weisen die vier Grundtechniken vollständig auf. Daher haben wir uns für die Präsentation einer sehr beliebten Form entschlossen, die zum einen eine hohe Bewegungsästhetik besitzt und zum anderen die vier Grundtechniken vollständig beinhaltet. Auch bildet sie aufgrund ihrer Vielfalt und klaren Struktur eine günstige Ausgangsposition für das freie Dalü, das sich hieraus gut entfalten läßt.

Die Übungsbeschreibung

Partner A und B stehen sich in der Bogenschützenstellung mit dem rechten Bein vorn gegenüber. Die Handrücken der rechten Hände berühren sich auf Schulterhöhe (Abb. 65).

Partner A entscheidet sich, einen Druck auf B's Handrücken auszuüben. B reagiert

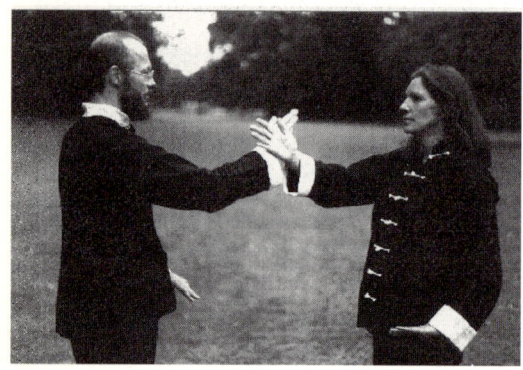

Abb. 65

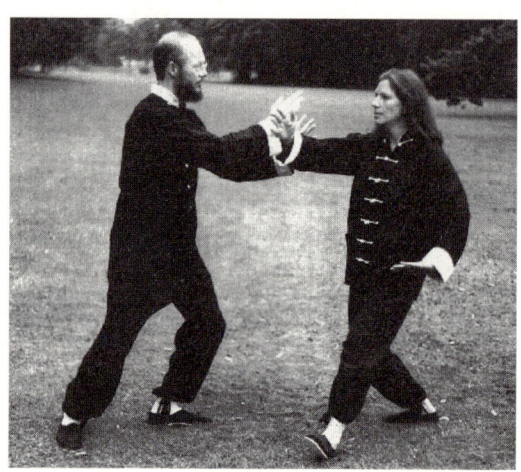

Abb. 66

seinerseits mit dem Ansetzen der Zugbewegung. B wendet sich nach rechts über eine Vierteldrehung der Füße und die Zurücknahme des vorderen rechten Fusses neben den sich drehenden linken Fuß. Gleichzeitig wird die Zugbewegung mit beiden Händen angesetzt. B begleitet A's angedeuteten Stoß mit der rechten Hand am Handgelenk und der linken Hand am rechten Ellenbogen von A (Abb. 66), um anschließend daraus ein aktives Ziehen werden zu lassen. A macht in dieser Zeit einen Schritt mit dem linken Fuß nach vorn und setzt diesen neben dem vorderen rechten Fuß ab. Der rechte Arm beginnt sich hierbei leicht anzuwinkeln und hätte aus dieser Position heraus die Chance zum Ellenbogenstoß (*Zhou*) gegen B.

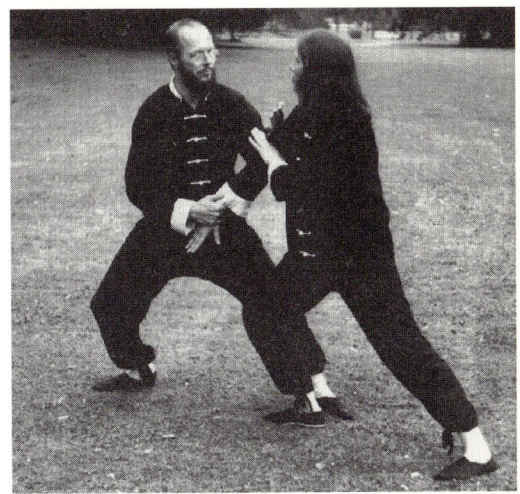

Abb. 68

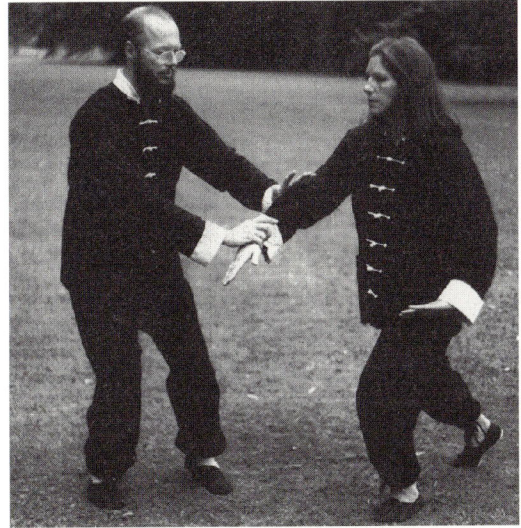

Abb. 67

Dies wird allerdings nur angedeutet, und A's rechter Arm folgt der Zugrichtung. A steht in dieser Zwischenposition frontal zum bereits seitlich stehenden B. B zieht nun mit einem aktiven Zug (*Cai*) A nach unten. A wird hierdurch zu einem Schritt nach links mit dem linken Fuß gezwungen (Abb. 67). Da nun B einen weiteren Schritt durchführt, aktiv nach unten zieht und das Umbiegen des Armes nach hinten bzw. das Spalten (*Lie*) andeutet, ist nun A

gezwungen, einen Schritt mit rechts zu unternehmen, um nicht in eine ungünstige Position gezogen zu werden. Doch hierbei wird A selbst aktiv und macht den Schritt sehr tief in die Beinstellung von B hinein, so daß der aus einer sehr günstigen Position gegen B einen Ellenbogenstoß oder einen Schulterstoß ansetzen könnte.

Wir entscheiden uns für die Form, die den Schulterstoß (*Kao*) andeutet, da Zhou bereits vorher möglich war. A lehnt sich also nun mit der rechten Schulter gegen B's linke Seite, der nun wiederum sein Gewicht zurückverlagert und die linke Hand schützend gegen A's rechten Arm hält (Abb. 68).

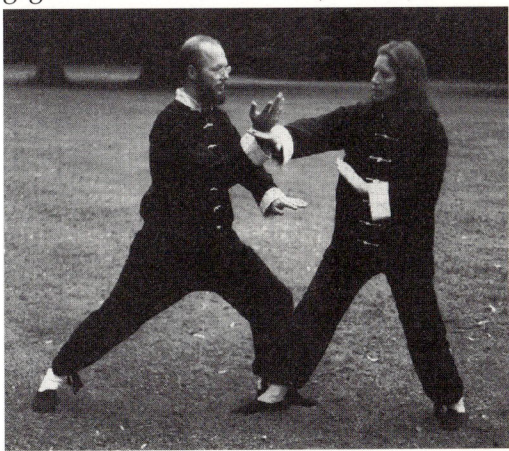

Abb. 69

B muß nun reagieren, wenn er nicht aus dem Gleichgewicht kommen will. Er dreht sich etwas nach links, gibt dem Schulterdruck nach und holt mit einer kreisenden Bewegung mit rechts zum Handkantenschlags in Zeitlupe aus (Abb. 69).

A erkennt die Gefahr und zieht sich sofort mit dem rechten Bein zurück, wendet sich mit einer Vierteldrehung nach rechts und faßt das rechte Handgelenk von B, um hier nun das Ziehen in die zweite Ecke anzusetzen.

Nun geht die gleiche Bewegungsabfolge des Dalü wieder von vorn los - nur mit umgekehrter Rollenverteilung und geänderter Bewegungsrichtung. Wenn in alle 4 Ecken gezogen worden ist, kann wieder die erste Ecke angestrebt werden und so fort. Der Tanz des Dalü wird sich vielmals wiederholen bis sich ein Bewegungsgleichklang und ein eingespielter Bewegungsrhythmus über eine längere Phase des Übens ergibt.

Freies Dalü

Beim freien Tuishou war es so, daß sich die Bewegungsimprovisation aus den festgelegten Tuishou-Formen im Gewahrwerden einer Unaufmerksamkeit des Partners ergab. Ähnlich verhält es sich beim Dalü. Die beiden Partner bewegen sich einige Zeit in den festgelegten Bahnen des Dalü. Irgendwann sieht ein Partner die Chance, seinen Partner auf eine Unaufmerksamkeit hinzuweisen, indem er eine Bewegungsabweichung vornimmt und zu improvisieren

beginnt. Er könnte z.B. den angedeuteten Ellenbogenstoß zu Beginn der Bewegung tatsächlich in Zeitlupe ausführen, so daß sein Partner zu einer Reaktionsweise veranlaßt würde, die nicht der Festlegung der bisherigen Dalü-Form entspräche. Also: B läßt sich nicht ziehen, weicht von der vorgeschriebenen Bewegungsbahn ab und winkelt den rechten Arm an, um einen Ellenbogenstoß gegen A anzusetzen (Abb. 70 u. 71).

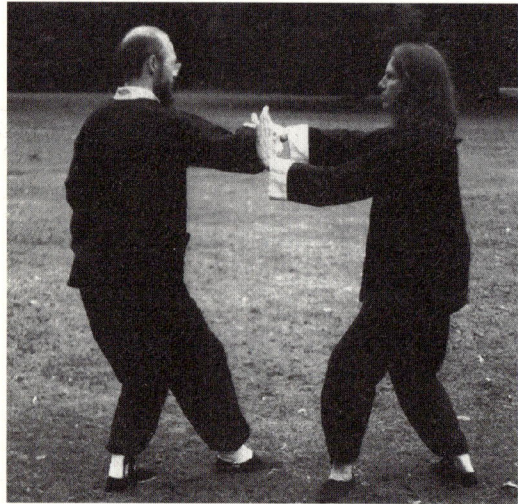

Abb. 70

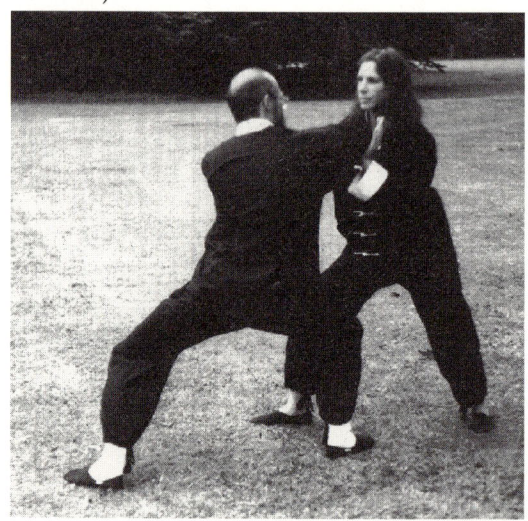

Abb. 71

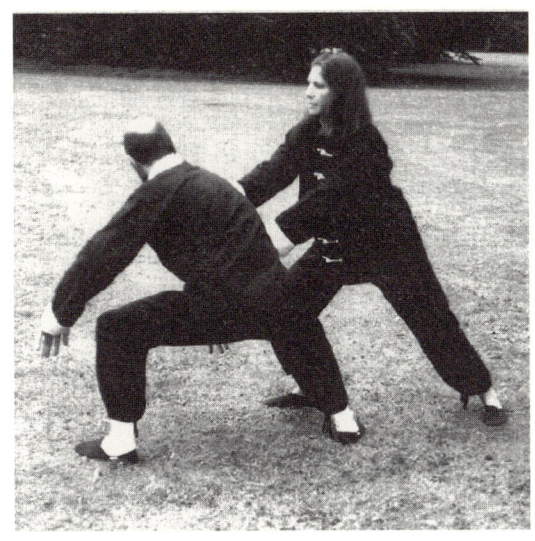

Abb. 72

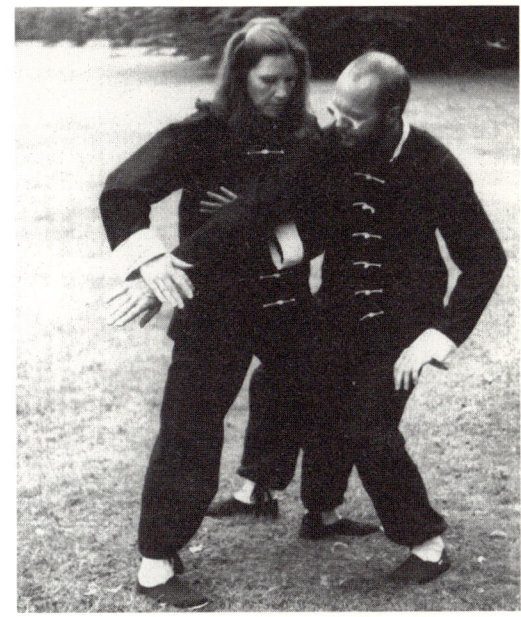

Abb. 73

Hierbei unterstützt er den Stoß dadurch, daß er mit der linken Hand die rechte Ellenbogenbeuge abstützt. A muß nun reagieren - will er nicht aus dem Gleichgewicht geraten. A könnte z.B. sofort ein Cai und ein Lie ansetzen (Abb. 72), so daß B wiederum eine neue Bewegungsidee mit einer anderen Technik einfallen müßte.

Aber auch folgender Verlauf wäre denkbar:

B läßt sich etwas weiterziehen in der festen Dalü-Form und macht noch den Schritt mit dem linken Bein nach links außen. Aber anstatt sich nun nach unten ziehen und im Arm 'spalten' zu lassen, macht er einen für A überraschenden Schritt mit rechts nach rechts und hinter A. Er setzt sein Bein so hinter A auf, daß es als unterer Druckpunkt benutzt werden kann. Gleichzeitig führt er den rechten Arm vor A's Brust und setzt einen Druck nach hinten an (Abb. 73 u. 74). Hierdurch gerät A zwischen zwei Druckpunkte, deren Energie gegenläufig ist und würde nach hinten über B's Oberschenkel wegknicken (Abb. 75), wenn B sich nichts Neues einfallen lassen würde.

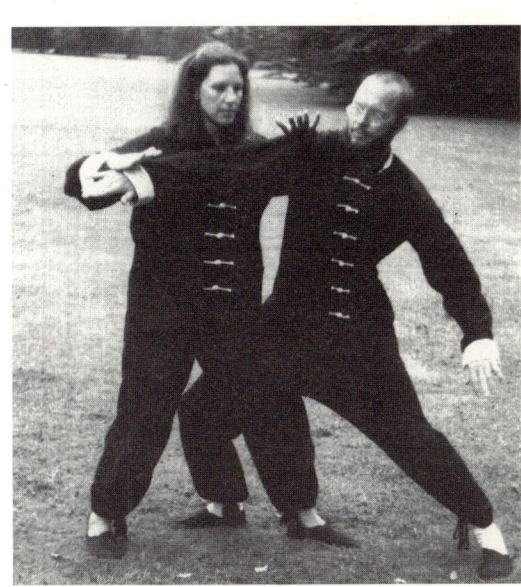

Abb. 74

So läßt sich das Dalü mit den vorgegebenen Motiven, aber auch in Verbindung mit verschiedenen Technikmotiven[19] vielfältig variieren und neu formen. Wesentlich hierbei ist die gleichmäßige und ruhige

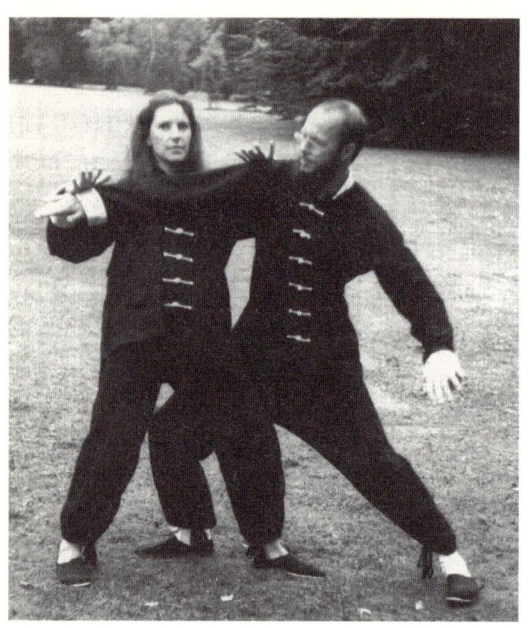

Abb. 75

Bewegungsführung in der festgelegten Form, die dann in der freien Anwendung eine Temposteigerung und überraschende Wendung erfährt.

Trotz der etwas schneller werdenden Aktionen soll ein weicher Bewegungsfluß und ein entspanntes Bewegungsverhalten erhalten bleiben. Dies kann über eine langjährige Übungspraxis erreicht werden, bei der die Übenden die Anwendungschancen und die eingesetzte Energie intuitiv erkennen und hierauf spontan reagieren lernen.

Wir befinden uns mit dem freien Dalü in einem sehr weit fortgeschrittenen Übungsstadium, das nur noch von Sanshou im Schwierigkeitsgrad und im Anforderungsniveau übertroffen wird.

Sanshou - 'Hände zerstreuen'

Festgelegte Sanshou-Formen

Nicht in allen Übungstraditionen des Yang-Stil-Taijiquan sind festgelegte Formen des Sanshou bekannt. Beim festgelegten Sanshou werden die verschiedenen Stellungen der Solo-Form mit einem Partner in einem festen Ablauf geübt. Angriff und Abwehr reagieren mit den Taiji-Techniken, die in der Solo-Form enthalten sind, aufeinander. Schritte und Reihenfolge der Techniken sind festgelegt, so daß sich hieraus eine eigene Partner-Form über einen längeren Zeitraum hinweg ergibt.

Es ist allerdings fraglich, ob dieser feste Sanshou-Ablauf tatsächlich im Sinne des eigentlichen Ansatzes von Sanshou ist. Sanshou kann auch mit 'sich frei ausbreitende Hand' übersetzt werden und deutet auf das Sanshou als eine Form hin, in der das Taijiquan frei und ungebunden zur Anwendung kommt.

Freies Sanshou

Das ungebundene Sanshou stellt die flexible Anwendung aller Grundtechniken des Taijiquan anhand ihrer sinnvollen Variationsmöglichkeiten dar. Die Verhaltensmöglichkeiten des freien Tuishou und freien Dalü sowie weiterer Bewegungstechniken, die sich hieraus entwickeln lassen, werden im freien Spiel miteinander ausgetauscht und angewendet (Abb. 76 - 81). Schritte, Angriffsimpulse, Ausweich- und Täuschungsmanöver sind nun nicht mehr festgelegt, sondern gehen in eine Bewegungsimprovisation ein, die durch Weichheit und Anmut im Bewegungsausdruck gekennzeichnet ist. Es ist das freie Spiel von Yin- und Yang-Energien, die in einen sich ergänzenden Austausch treten. 'Entwurzelungen' und 'In-die-Luft-pushen' wird vermieden, um den kontinuierlichen Ablauf nicht zu unterbrechen.

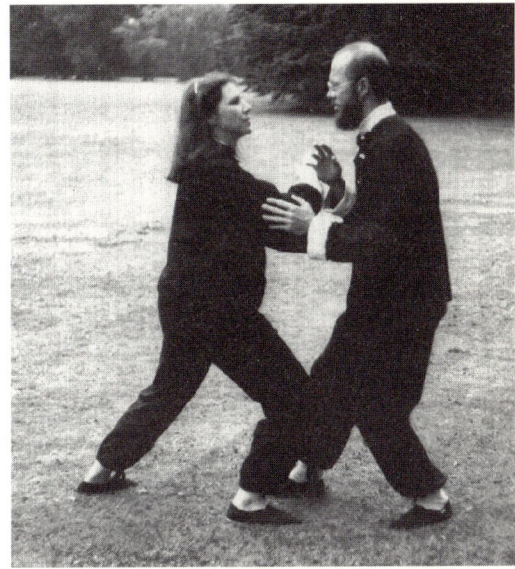

Abb. 76

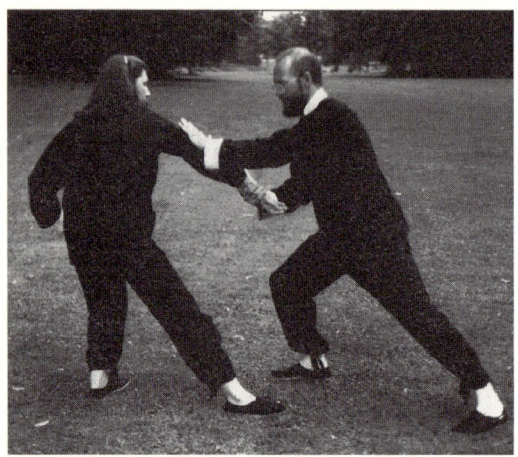

Abb. 77

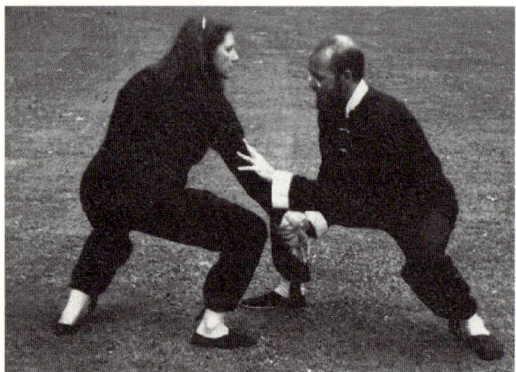

Abb. 78

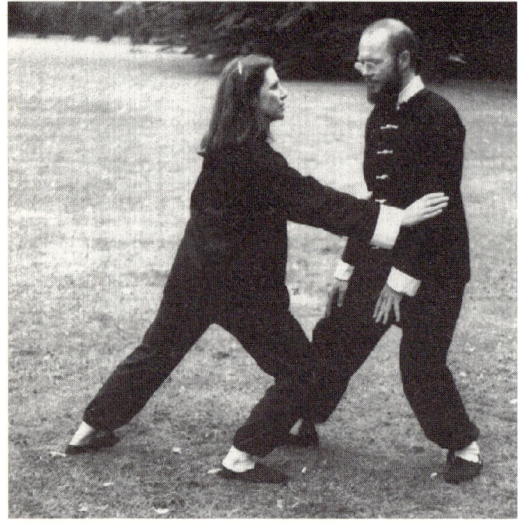

Abb. 79

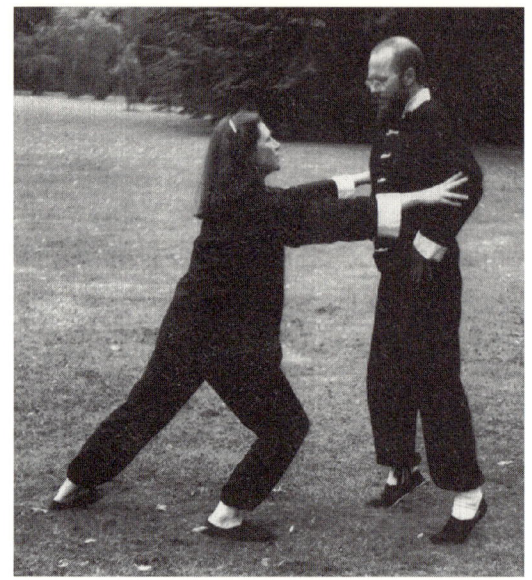

Abb. 80

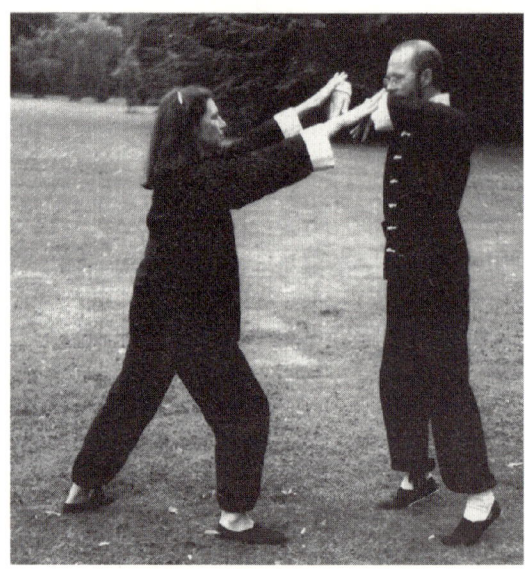

Abb. 81

Unaufmerksamkeiten werden mit einem Angriffsimpuls dem Partner nur angedeutet, so daß er seine Bewegungen fortsetzen kann.

Es wird hierbei eine natürliche Impulsgebung und Reaktionsweise angestrebt, die ohne große Überlegung und trotzdem entsprechend den Taiji-Prinzipien aus dem Zentrum herausfließt und das Zentrum des anderen zu erreichen sucht. Das Sanshou stellt das höchste Stadium des Taijiquan dar, und man sagt, daß ein Leben nicht immer ausreicht, um hier Meisterschaft zu erreichen. Jeder versucht es also, so gut er kann und entwickelt seine eigene Art und Weise des Sanshou, die zwar tief in den Prinzipien des Partner-Taiji wurzelt, aber immer auch Ausdruck des eigenen unverwechselbaren Wesens und der eigenen Körperlichkeit ist.

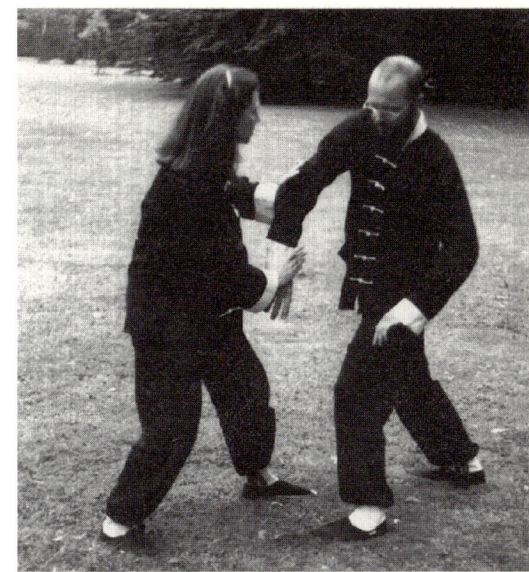

Abb. 83

Ein weiteres kleines Beispiel von Sanshou - nur eine kurze Phase - soll nun mit Bildern verdeutlicht werden:

A reagiert nun mit einer Ablenkbewegung nach oben (*Peng*) und versucht hieraus für B ein 'Spalten' (*Lie*) anzusetzen (Abb. 83).

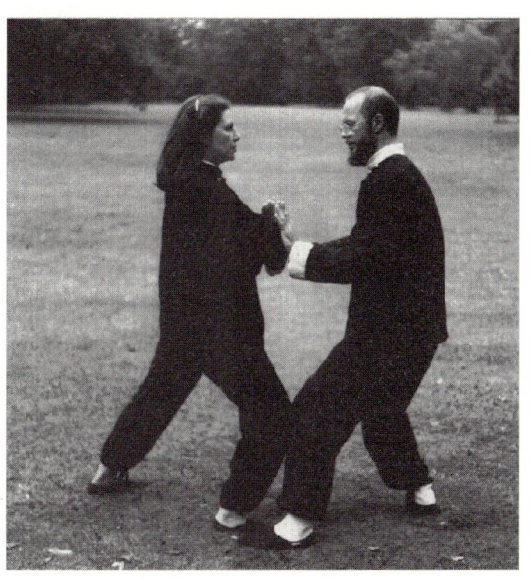

Abb. 82

Partner B stößt gegen A's rechten Unterarm (*An*) (Abb. 82).

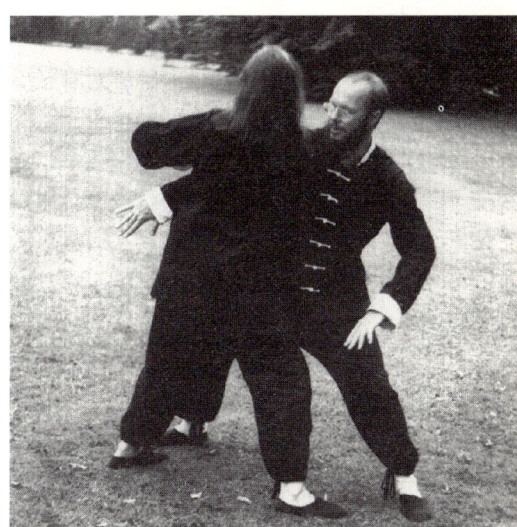

Abb. 84

B entscheidet sich zum Gegenangriff und geht in A hinein und beginnt, ihn nach hinten zu biegen (Abb. 84).

Hierbei setzt er das rechte Bein und den gewendeten rechten Arm als Druckpunkte ein. A fühlt sich nach hinten gebogen und will dagegen drücken. Dies hat B erwartet und drückt mit der linken Hand in A's Rücken, so daß A in der eigenen Kraftrichtung aus der Balance gerät. A macht kurz ein paar Steps zur Seite und fängt sich wieder in seiner Balance.

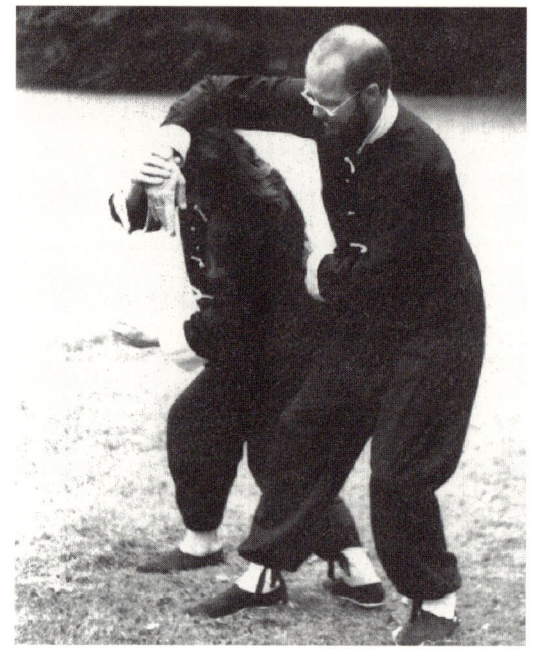

Abb. 86

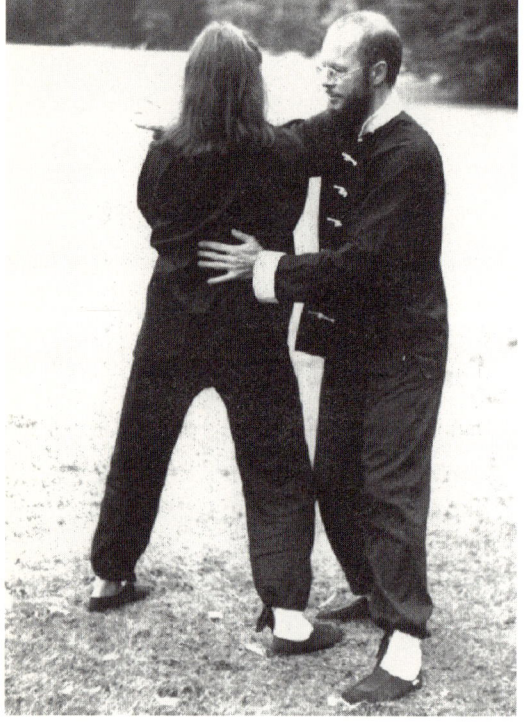

Abb. 85

A zieht B nach unten (*Cai*) (Abb. 87) und setzt ein 'Spalten' des Armes (*Lie*) an. Hiergegen kann sich B mit einem Ellenbogenstoß (*Zhou*) wenden.

Nun setzt B an dem linken Unterarm von A ein 'Stoßen' an. Aus seiner Stoßbewegung heraus geht B an der linken Seite von A vorbei, läßt seinen rechten Unterarm gegen A's Hals gehen und drückt von hinten, mit der linken Hand, gegen dessen Lendenwirbelbereich (Abb. 85).

A spürt sich nun zwischen zwei entgegengesetzten Druckpunkten nach hinten gebogen, gewissermaßen gespalten. So senkt A den eigenen Schwerpunkt tief nach unten ab, taucht unter B's Arme durch (Abb. 86) und setzt dabei den nächsten Griff an.

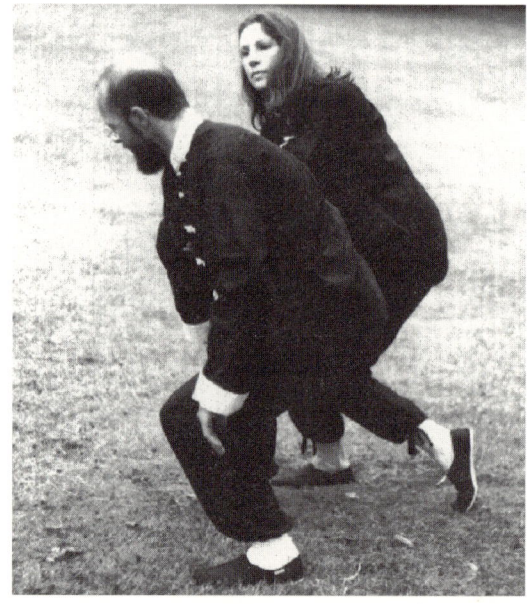

Abb. 87

Das Spiel kann auf diese Weise immer weitergehen und ständig variiert werden. Die Selbstverteidigungstechniken verlieren hier ihre eigentliche, kämpferische Funktion und werden zu Bewegungsanlässen transformiert, die den prinzipiengeleiteten Austausch von Yin- und Yang-Energien auf eine kreative Art und Weise ermöglichen. Das Sanshou in seiner gekonnten und gemeisterten Form stellt die Vision eines menschlichen Zusammenlebens dar, in dem die kriegerischen Formen ihrer Zerstörungskraft beraubt und in ein lebendiges Aufeinanderzugehen und Einanderausweichen umgewandelt sind.

Der Weg des Taijiquan versucht dies über einen jahrzehntelangen Übungsweg zu ermöglichen, in denen das Ego des Übenden gewissermaßen in den zirkulierenden Bewegungen des Taijiquan zerrieben und durch eine wesensgemäßere Form des Mensch-Seins ersetzt wird. Auch der Frieden des Menschen mit sich selbst und seiner Mitwelt wird nur über den Abbau von Ego-Strukturen gelingen können. Manchmal meint man davon etwas in den Taiji-Gruppen spüren zu können....

Zum Ausruhen und Energie-Tanken

Die Acht-Brokat-Übungen im Sitzen

Es ist sinnvoll, zwischen den einzelnen Übungsphasen im Partner-Taiji ab und an eine aktive Entspannungspause einzulegen. Auch für den etwas Fortgeschreneren stellt sich bei sehr langem Üben irgendwann Müdigkeit in den Beinen und im Rücken ein, auch läßt die Aufmerksamkeit und die Konzentrationsfähigkeit beim Erlernen der Übungen nach. Wir nehmen zur Entspannung in unseren Gruppen einen Satz von Wirbelsäulenübungen im Liegen[20] und gönnen uns und den Teilnehmern auch mal eine Entspannungs- und Lockerungsmassage[21]. Meditationsmusik kann helfen, den Entspannungsprozeß zu unterstützen.

Eine weitere gute Möglichkeit aktiver Entspannung stellen die Brokat-Übungen (*Baduanjin*) im Sitzen dar. Während die Brokat-Übungen im Stehen bereits recht bekannt sind und mehrfach vorgestellt wurden[22], sind die Brokat-Übungen im Sitzen noch nicht so weit verbreitet.

Da sie aufgrund ihrer Eigenschaften zur aktiven Erholung während des Partner-Taiji besonders geeignet sind, möchten wir sie ausführlich vorstellen. Es handelt sich hierbei weitgehend um die gleichen Brokat-Übungen, wie sie bei Josephine Zöller (1986) vorgestellt sind. Wir kennen verschiedene Versionen der Brokaten im Sitzen. Die Übungen gleichen einander und weichen nur in geringfügigen Punkten voneinander ab.

Der Name Baduanjin kann mit Brokatgymnastik in acht Übungsabschnitten oder auch mit der Bezeichnung 'achtfache elegante Bewegungsreihe' übersetzt werden.

Meistens wird Baduanjin kurzerhand mit acht Brokaten bezeichnet. Ba heißt 'Acht' und Duan heißt 'Übungsabschnitt'. Jin kann mit 'Wunderschön farbig gemusterter Brokat' übersetzt werden und betont die reizvolle Zusammenstellung der Bewegungsübungen[23].

Auch die acht Brokaten im Sitzen koordinieren innere und äußere Bewegungen. Ein- und Ausatmen sind in Harmonie mit der Bewegungsführung von Armen und Händen. Gezielt werden desweiteren Akupressurpunkte auf den Meridianen stimuliert, wobei Druck und Nachlassen des Drucks der Finger auf den Akupressurpunkten mit der Atmung im Einklang stehen.

1. Brokat-Übung
In die Ruhe eintreten

Du sitzt im Lotos- oder im Schneider-Sitz. Du kannst auf einer Decke, einem Meditationskissen oder sogar auf einem Stuhl bei den ersten Übungen sitzen.

Die Sitzhaltung entspricht dem Zazen der zenbuddhistischen Tradition. Du sitzt mit aufrechter Wirbelsäule und legst die Hände ineinander in den Schoß[24] (Abb. 88). Die Daumenspitzen deiner Hände berühren sich. Du konzentrierst dich auf den Dantian im Unterbauch und atmest dorthin ein und von dort aus. Du läßt deine Atemzüge allmählich langsamer und tiefer werden. Die Gedanken bleiben beim Dantian.

Du bleibst einige Minuten so sitzen, bis du merkst, daß Gedankenruhe und innere Stille bereits seit einiger Zeit eingekehrt sind.

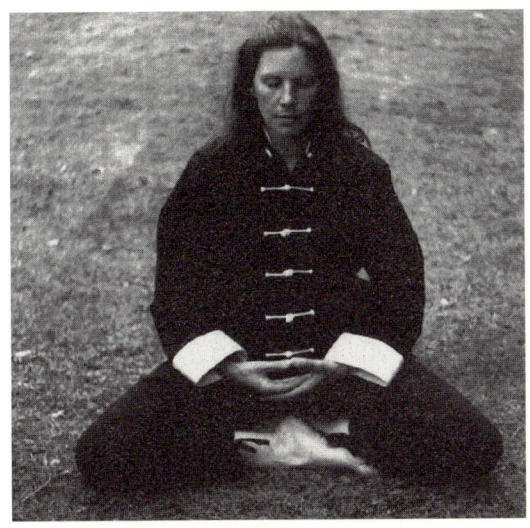

Abb. 88

2. Brokat-Übung
Punkt 'Hirntor' drücken

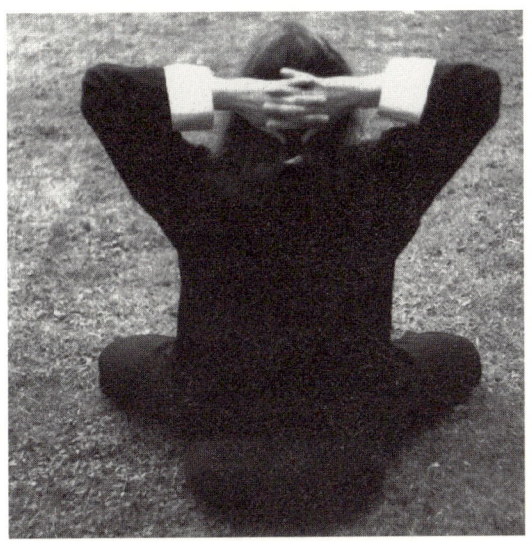

Abb. 89

Aus der Zazen-Position heraus hebst du mit dem Einatmen die Hände verschränkt bis über den Kopf an. Beim Ausatmen führst Du die verschränkten Hände an den Hinterkopf. Du legst sie dort so auf, daß

die beiden Zeigefinger auf dem Akupunkturpunkt Naohu ('Hirntor') liegen (Abb. 89). Der Punkt Naohu liegt auf der Verbindungslinie der beiden oberen Ohrenspitzen, zu Beginn der Vertiefung, in der Hinterkopfmitte[25].

Mit dem Einatmen streckst du dich etwas im Oberkörper und drückst den Kopf gegen die Handflächen. Auf diese Weise wird der Punkt Naohu stimuliert. Mit dem Ausatmen löst Du den Druck und lockerst Dich etwas in dieser aufgerichteten Haltung. Diese Übung sollte 15mal wiederholt werden.

3. Brokat-Übung
Auf den Punkt 'Jadekissen' klopfen

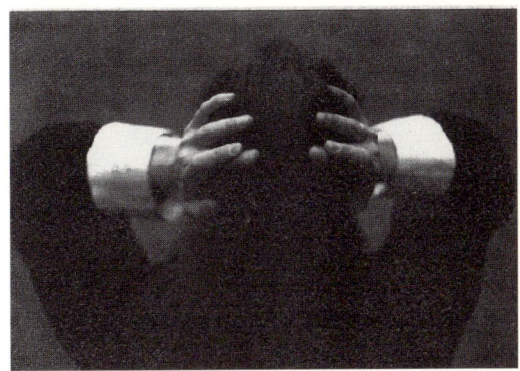

Abb. 90

Zu beiden Seiten des Punktes 'Hirntor' befindet sich ein fühlbarer knöcherner Höcker. Dort befindet sich - etwa eine Fingerbreite höher als der Punkt 'Hirntor' - der Punkt Yuzhen ('Jadekissen'). Auf diesen Punkt jeweils ist nun die 3.Brokat-Übung gerichtet.

Du bleibst in der vorherigen Stellung sitzen. Nun legst Du die Handflächen auf die Ohren. Die Finger zeigen dabei zum Hinterkopf und werden dort seitlich angelegt, so daß sich die Mittelfingerspitzen berühren können (Abb. 90). Während Deines nun folgenden Ein- und Ausatmens legst Du die Zeigefinger auf die Mittelfinger auf. Beim nächsten Ausatmen schnippst Du die

Zeigefinger von den Mittelfingern ab auf den Punkt 'Jadekissen'. Du kannst den dadurch erzeugten Ton in Dir wie einen angenehm nachklingenden Schlag auf einer wohltönenden Trommel vernehmen. Du atmest dann wieder ein und legst die Zeigefinger erneut auf die Mittelfinger. Du kannst hierbei die Augen geschlossen halten. Auch diese Übung wiederholst du 15mal.

4. Brokat-Übung
Mit Verachtung hinter sich blicken.

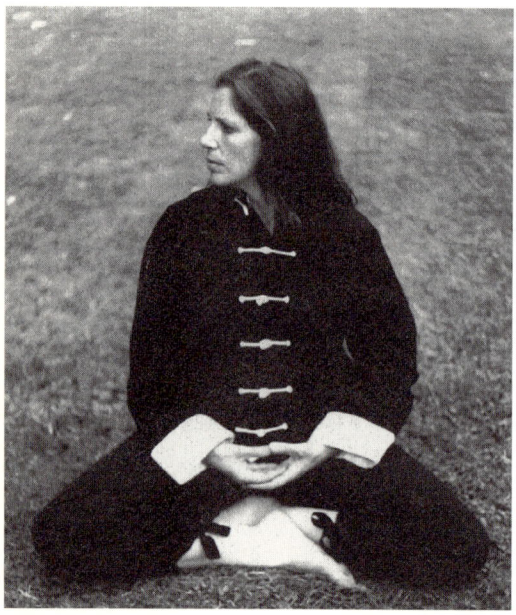

Abb. 91

Du sitzt nun wieder in der beschriebenen Ausgangsstellung des Zazen. Das Kinn ist ein wenig zur Brust hin abgesenkt. Du atmest ein und drehst dabei den Kopf soweit nach links, wie es angenehm für Dich ist. Du schaust hinter Dich nach unten. Hierbei spannst du den Blick kurz an. Dann läßt Du die Augen wieder weich werden und läßt deinen Kopf mit dem Ausatmen wieder nach vorn treiben.
Die gleiche Bewegung vollziehst Du im selben Atemrhythmus nach rechts (Abb.

91). Die Übung soll je 20mal nach rechts und nach links ausgeführt werden. Hierbei werden Akupressurpunkte im Nackenbereich stimuliert.

5. Brokat-Übung
Nierenpunkte massieren

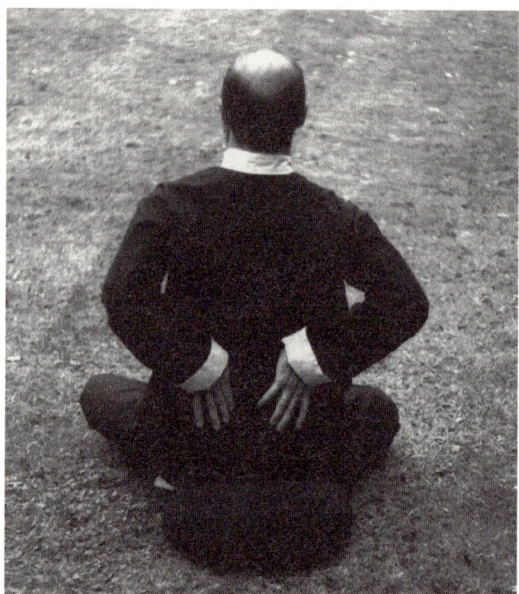

Abb. 92

Die Nierenpunkte (*Shenshu*) liegen rechts und links der oberen Lendenwirbelsäule neben dem Punkt *Mingmen* ('Lebenstor') auf der Höhe des 2. und 3. Lendenwirbels. Du legst nun in diesem Bereich die Hände nach unten gerichtet mit den Handflächen auf. Du atmest hierbei einige Mal tief ein und aus und konzentrierst Dich auf den Dantian. Mit dem Einatmen holst Du die Hände nach vorn vor den Bauch und reibst sie fest hin und her (Abb. 90).
Mit dem nächsten Ausatmen legst Du die Hände wieder auf die Nierenpunkte und massierst sie kräftig, indem Du mit den Händen hoch und runter reibst. Diese Übung sollte 20mal wiederholt werden (Abb. 91).

Die 6. Brokat-Übung
Wie ein Schwungrad drehen

Du sitzt in einer kerzengraden Haltung und streckst dabei die Beine lang aus. Die Fußspitzen zeigen parallel nach oben. Mit dem Einatmen führst Du Deine beiden Hände in einer Parallelbewegung seitlich neben den Brustkorb nach vorn. Du führst den elliptischen Bogen nach vorn, nach unten und zurück neben das Becken fort (Abb. 93 - 95). Hierbei atmest Du aus.

Die Übungsserie ist nun - bei gleichem Atemrhythmus wie folgt strukturiert: Du beschreibst mit den Händen den Bogen nach vorn, dreimal in die eine Richtung und dreimal in die umgekehrte Richtung. Diese Wechsel nimmst Du 15mal vor. Der Richtungswechsel erfolgt ab dem Umkehrpunkt seitlich neben Deinem Becken.

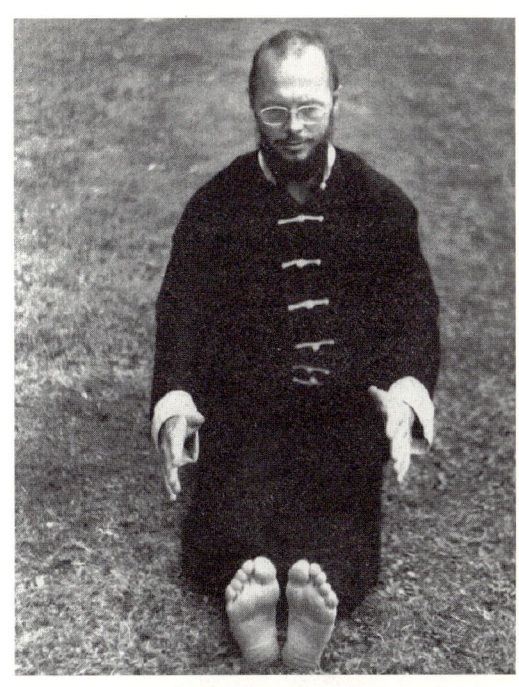

Abb. 94

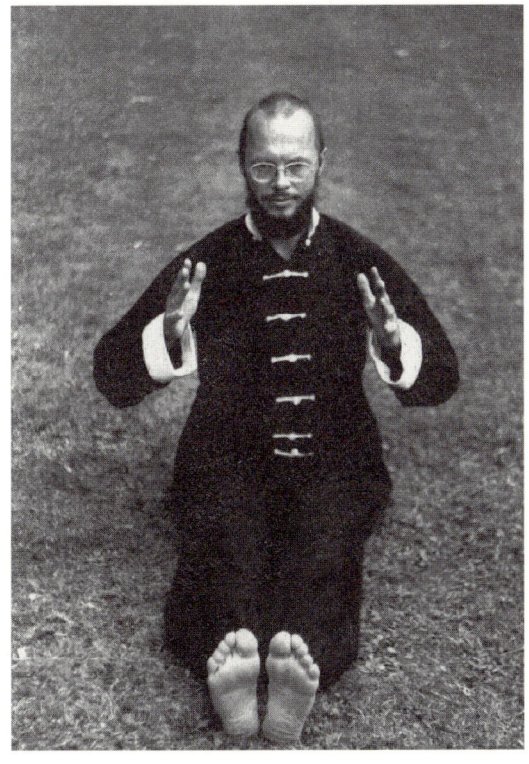

Abb. 93

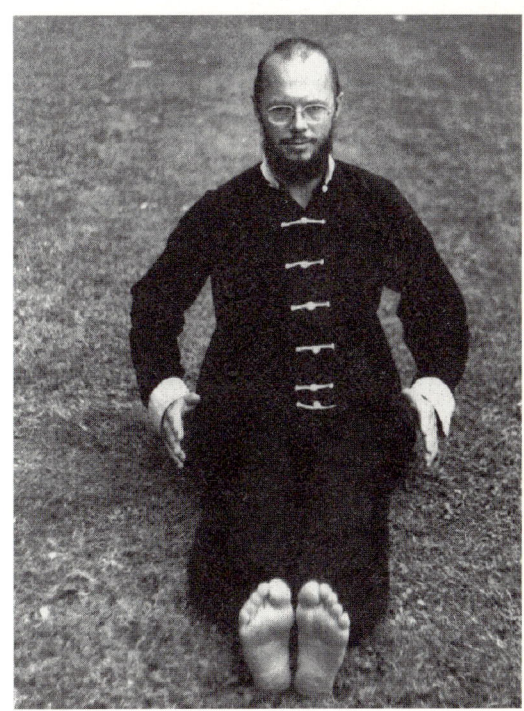

Abb. 95

Die 7. Brokat-Übung
Füße mit den Händen fassen und den Punkt 'Sprudelnde Quellen' drücken

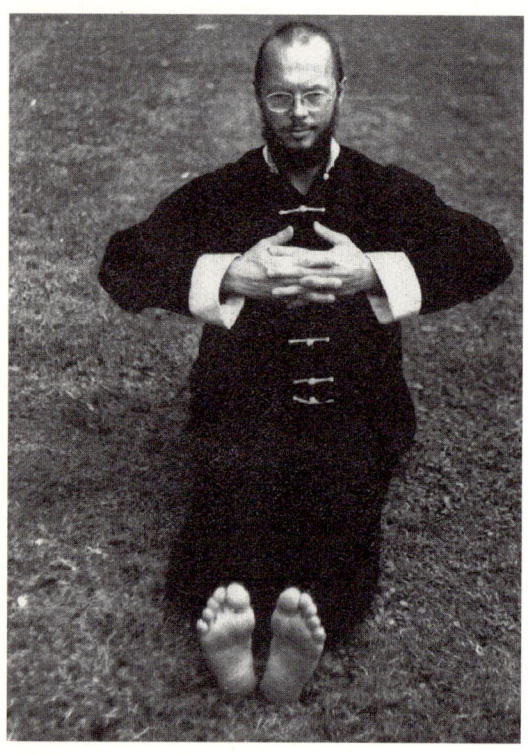

Abb. 96

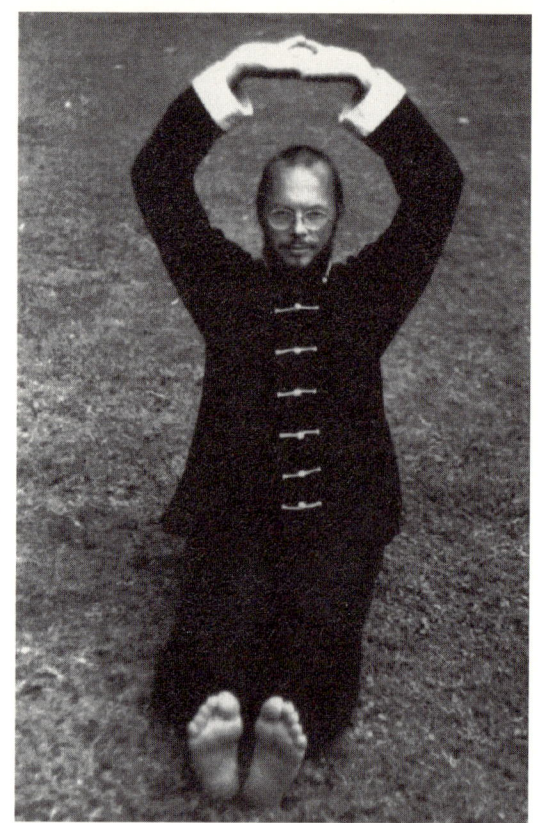

Abb. 97

Aus der gleichen Sitzhaltung mit gestreckten Füßen heraus erfolgt die nächste Übung. Mit dem Einatmen hebst Du die verschränkten Hände nach oben an und führst sie gewendet über den Kopf (Abb. 96 u. 97). Beim Ausatmen werden die verschränkten Hände ganz leicht auf den Kopf aufgelegt (Abb. 98). Es ist nur eine sanfte Berührung zu spüren. Beim nächsten Einatmen richtest Du Dich noch mehr auf, als Du schon ohnehin aufgerichtet bist. Hierbei übst Du etwas Druck gegen Deine Hände aus.

Mit dem Ausatmen lockerst Du Dich wieder. Du wiederholst dies nun noch zweimal. Anschließend streckst Du mit dem Einatmen die Hände nach oben und etwas nach hinten und neigst Dich mit dem Oberkörper ein wenig zurück (Abb. 99), ohne jedoch ins Hohlkreuz zu gehen. Mit dem Ausatmen beugst Du Dich in der Hüfte nach vorn ab und führst Deine Hände zu deinen Füßen. Du faßt über deine Fußspitzen hinweg[26] und drückst mit den Mittelfingerspitzen die Punkte 'Sprudelnde Quelle' (Yongquan) (Abb. 100). Diese Punkte befinden sich am hinteren Ansatz der Fußballen, in der mittleren Vertiefung. Du kannst dort einige Atemzüge verweilen.

Anschließend atmest Du ein, richtest Dich auf, verschränkst die Hände und führst sie hoch. Du atmest aus und legst die verschränkten Hände mit dem Handrücken nach unten leicht auf deinen Kopf: Insgesamt 10mal wiederholen.

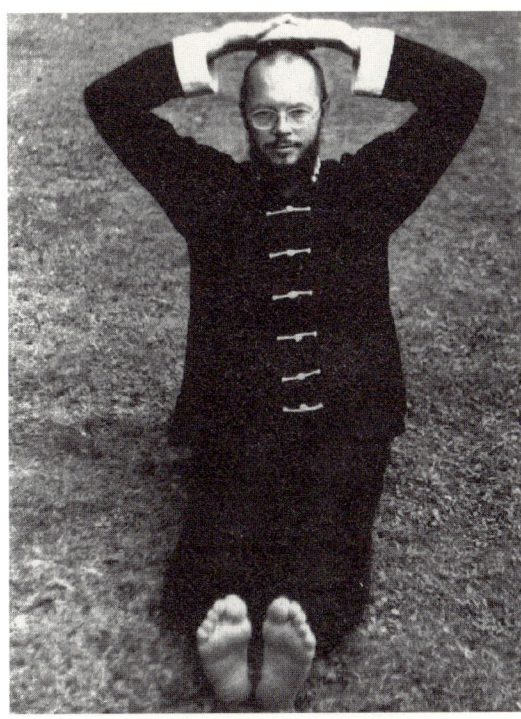

Abb. 98

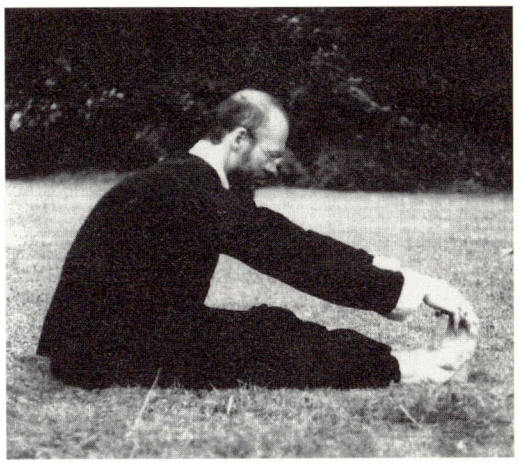

Abb. 100

Die 8. Brokat-Übung
Das Qi auf dem kleinen Kreislauf zirkulieren lassen und in das Dantian zurückführen

Du sitzt wieder im Zazen. Beherrschst Du bereits das Atmen im kleinen Energiekreislauf[27], so läßt Du das Qi im embryonalen Kreislauf 20mal zirkulieren. Ansonsten legst Du an Stelle dieser Übung Deine Hände auf den Dantian und atmest 20mal ein und aus.

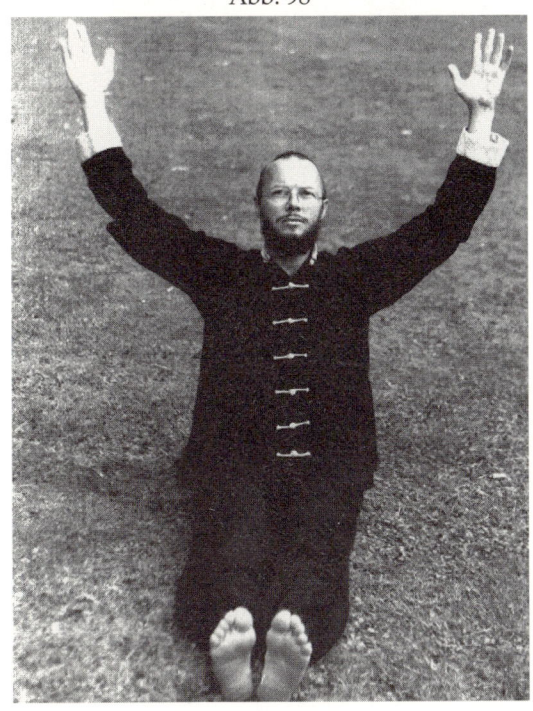

Abb. 99

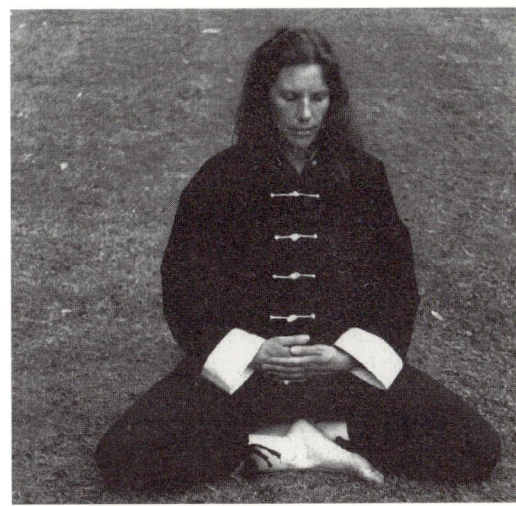

Abb. 101

77

Anschließend legst Du die Hand auf den vor dem Dantian befindlichen Punkt 'Meer des Qi' (*Qihai*), der drei Finger breit unter dem Bauchnabel gelegen ist. Die andere Hand legst Du über die dort aufliegende Hand[28] (Abb. 101).

Nun läßt Du beide in dieser Stellung befindlichen Hände im Uhrzeigersinn in größer werdenden elliptischen Bewegungen um den Qihai kreisen. Wenn Du die Hände hochführst, atmest Du ein. Beim Ausatmen führst Du die Hände hinunter. Bist Du mit Deinem kreisenden Massieren bis auf Brustbeinhöhe angelangt, so kehrst Du die Kreisbewegung um und kommst, in ungefähr gleich vielen Kreisen, zu Deinem Ausgangspunkt zurück (Abb. 102 u. 103).

Es ist sehr empfehlenswert, sich im Anschluß an die Brokaten im Sitzen noch ein paar Minuten auf den Rücken zu legen um die Nachwirkung der Brokaten in dieser Lage entspannt aufnehmen zu können[29].

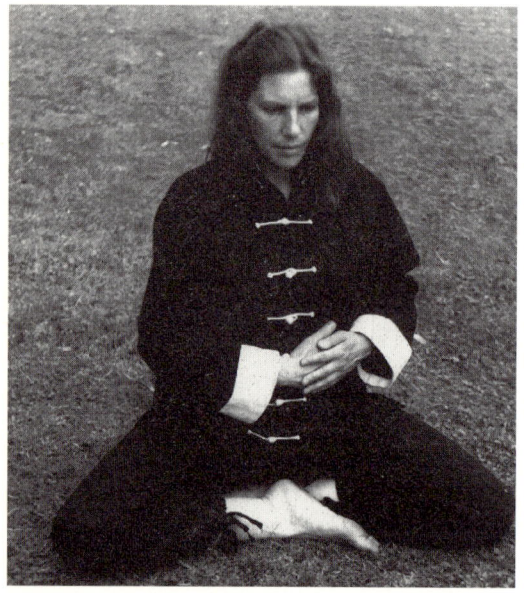

Abb. 102

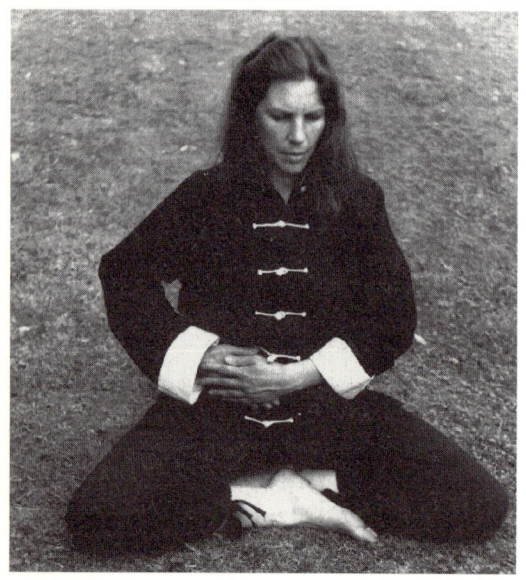

Abb. 103

Anhang und Dokumentation

Die grundlegende Schrift des Taijiquan in der Bearbeitung von Yang Luchan

"Jede Bewegung des Taijiquan soll leicht und beweglich ausgeführt werden. Alle Teile des Körpers sollen wie Perlen auf einer Schnur miteinander verbunden sein. Das Qi soll angeregt werden, aber der Geist (*Shen*) soll still und ruhig bleiben. Kein Teil des Körpers darf zusammenfallen oder hervorstechen, die Bewegungen dürfen nicht unterbrochen oder ungleichmäßig werden. Die Energie wurzelt in den Füßen, strömt durch die Beine, wird durch die Hüfte gelenkt und wirkt durch die Finger. In allen Bewegungen sind Füße, Beine und Hüfte als Einheit zu sehen. Dann wirst du beim Vorwärtsdrängen und beim Zurückweichen überlegen sein und die beste Position finden.

Wenn Du all dies nicht beherrscht, wird Dein Körper keine Einheit bilden und in Unordnung geraten. Um diesen Fehler zu vermeiden, sollen die Bein- und Hüftbewegungen unbedingt koordiniert werden. Dieser Grundsatz gilt für alle Bewegungen: vor und zurück, nach rechts und nach links, aufwärts und abwärts.

Shen leitet alle Bewegungen und nicht der Körper, da die Bewegungen ansonsten äußerlich bleiben. Wenn du oben angreifst, darfst Du die Aufmerksamkeit für unten nicht verlieren. Willst Du nach links angreifen, darfst Du die rechte Seite nicht vernachlässigen. Wenn Du vorwärtsängst, mußt Du die Energie erst nach unten lenken. Dies ist genauso, als wenn Du etwas hochheben willst: Ein Gegenstand läßt sich für Dich leichter anheben, wenn Du zuerst nach unten drückst, ihn entwurzelst und ihn dann anhebst.

Besonders wichtig ist es, voll und leer, Yin und Yang zu unterscheiden. Voll- und Leer-sein durchzieht die gesamte Bewegung des Taijiquan. Alle Gelenke des Körpers hängen ohne die kleinste Unterbrechung zusammen wie Perlen auf einer Kette.

Taijiquan - auch mit "Langes Boxen" bezeichnet - gleicht dem Ozean.

Die 8 Grundtechniken (Ablenken, Ziehen, Drücken und Stoßen sowie Nachuntenziehen, Spalten, Ellenbogenstoß und Schulterstoß) sind an die 8 Trigramme des Yijing angelehnt. Die 5 Schrittarten (Sich nach vorn bewegen, Sich nach hinten bewegen, Sich nach links drehen, Sich nach rechts drehen und Zentriertes Gleichgewicht) entsprechen den 5 Elementen Metall, Holz, Wasser, Feuer und Erde. Peng, Lü, Ji, An entsprechen den 4 Haupthimmelsrichtungen und den Trigrammen Qian, Kun, Kan, und Li. Die weiteren vier Grundtechniken Cai, Lie, Zhou und Kao sind den Himmelsrichtungen Nordwest, Südost, Nordost und Südwest und den Trigrammen Sun, Zhen, Dui und Gen zugeordnet. Die 5 Grundschritte und 8 grundlegenden Bewegungstechniken bilden die 13 Bewegungsformen des Taijiquan."

Verzeichnis der 88 Bewegungssequenzen der "Langen Form" des Yang-Stil-Taijiquan

1. Abschnitt:
1. Die Vorbereitung
2. Der Anfang ('Wecke das Qi')
3. Fasse den Schwanz des Vogels
4. Die Peitsche
5. Die Hände heben
6. Der weiße Kranich breitet seine Flügel aus
7. Das Knie streifen - links
8. Die Gitarre spielen
9. Das Knie streifen und der drehende Schritt - links, rechts, links
10. Die Gitarre spielen und Kniestreifen links
11. Schritt nach vorn, nach unten ablenken, parieren und stoßen
12. Verschließen
13. Die Hände kreuzen

2. Abschnitt:
14. Den Tiger zum Berg tragen
15. Fasse den Schwanz des Vogels
16. Faust unter Ellenbogen
17. Den Affen jagen
18. Diagonales Fliegen
19. Die Hände heben
20. Der weiße Kranich breitet seine Flügel aus
21. Das Knie streifen - links
22. Die Nadel auf dem Meeresgrund
23. Der Fächer
24. Drehung und mit der Faust schlagen
25. Schritt vorwärts, nach unten ablenken, parieren und stoßen
26. Schritt nach vorn und fasse den Schwanz des Vogels
27. Die Peitsche
28. Die Hände wie Wolken am Himmel bewegen
29. Die Peitsche
30. Das Pferd streicheln
31. Den rechten Fuß heben
32. Den linken Fuß heben
33. Drehung und Tritt mit links
34. Das Knie streifen und drehender Schritt - links und rechts
35. Schritt nach vorn und Fauststoß nach unten
36. Drehung und mit der Faust schlagen
37. Schritt nach vorn, nach unten ablenken, parieren und stoßen
38. Tritt mit der rechten Ferse
39. Den Tiger schlagen - von links
40. Den Tiger schlagen - von rechts
41. Drehung und Tritt mit der rechten Ferse
42. Die Ohren des Gegners mit beiden Fäusten treffen
43. Tritt mit der linken Ferse
44. Drehung und Tritt mit der rechten Ferse
45. Schritt nach vorn, nach unten ablenken, parieren und stoßen
46. Verschließen
47. Die Hände kreuzen

3. Abschnitt:

48. Den Tiger zum Berg tragen
49. Den Schwanz des Vogels fassen
50. Diagonale Peitsche
51. Teile die Mähne des wilden Pferdes nach links und rechts
52. Schritt nach vorn und den Schwanz des Vogels fassen
53. Die Peitsche
54. Die schöne Frau am Webstuhl
55. Schritt nach vorn und fasse den Schwanz des Vogels
56. Die Peitsche
57. Die Hände wie Wolken am Himmel bewegen
58. Die Peitsche
59. Die Schlange kriecht hinunter
60. Der goldene Hahn steht auf einem Bein - links und rechts
61. Den Affen jagen - links und rechts
62. Diagonales Fliegen
63. Die Hände heben
64. Der weiße Kranich breitet seine Flügel aus
65. Das Knie streifen - links
66. Die Nadel auf dem Meeresgrund
67. Der Fächer
68. Die weiße Schlange zeigt ihre Zunge
69. Schritt nach vorn, nach unten ablenken, parieren und stoßen
70. Schritt nach vorn und fasse den Schwanz des Vogels
71. Die Peitsche
72. Die Hände wie Wolken am Himmel bewegen
73. Die Peitsche
74. Das Pferd streicheln
75. Die Hand unter dem Oberarm
76. Drehung, Kreuzung der Hände und Tritt mit der rechten Ferse
77. Schritt nach vorn und tiefer Fauststoß nach unten
78. Schritt nach vorn und fasse den Schwanz des Vogels
79. Die Peitsche
80. Die Schlange kriecht hinunter
81. Schritt nach vorn zu den sieben Sternen
82. Rückzug, um den Tiger zu reiten
83. Drehung und Tritt mit dem Lotus-Bein
84. Den Tiger mit dem Bogen schießen
85. Schritt nach vorn, nach unten ablenken, parieren und stoßen
86. Verschließen
87. Die Hände kreuzen
88. Der Abschluß

Anmerkungen

[1] Vgl. hierzu unsere einführenden Bücher:
"Sanfte Körpererfahrung - für Dich selbst und zwischen uns", "Zen im Sport" und "Tai Chi als sanfte Körpererfahrung". Hier sind die obengenannten Bewegungsfolgen ausführlich vorgestellt.

[2] Die 'Peking-Form' ist bebildert dargestellt bei: Lia (1987), Metzger/Zhou (1990) und Moegling (1988).

[3] Die Anzahl der Sequenzen hängt von der Zählweise Die 'Lange Form' ist bebildert vorgestellt u.a. bei: Proksch/Lie (1991) und Yang (1991).

[4] Die Sequenzenfolge der 'Langen Form' des Yang-Stils - so wie wir sie überliefert bekommen haben - ist im Anhang benannt.

[5] Der vollständige Taiji-Schwerttanz ist abgebildet in unserem "Handbuch für Tai Chi Chuan und Körperarbeit".

[6] Vgl. hierzu China Sports 5/91, S.44-45 und Yang Zhenduo (1991), S.4-9.

[7] Die Sequenzenzahl hängt von der Zählweise ab (mit oder ohne Wiederholungen).

[8] Vgl. Christa Proksch (1987), S.15ff.

[9] Vgl. den Abdruck der klassischen Schrift in der Version von Yang Luchan im Anhang.

[10] Wir haben uns hierbei von Sui Qingbo's (1991) Aufsatz über die Grundlagen der chinesischen Philosophie inspirieren lassen.

[11] Diese Zitate sind wiederzufinden bei Engelhardt (o.J.), S.82ff; hier gibt es auch weitere interessante Ausführungen zum Thema 'Härte und Weichheit'.

[12] Vgl. Engelhardt (o.J.), S.36.

[13] Die Mutter Erde als lebendiges Ganzes in einem größeren Zusammenhang.

[14] 'Tantric Shiatsu', eine Synthese aus Meridianmassage und tantrischen Praktiken.

[15] Vgl. zum gemeinten methodischen Ansatz Moegling (1988), S.63-65 und Moegling/Moegling (1991), S.190ff.

[16] Bei den meisten Partnerübungen ist es egal, ob der rechte oder linke Fuß vorne ist. Wichtig ist allerdings, daß beide Partner den gleichen Fuß vorne haben, und daß es ab und an zu einem Bein- und Handwechsel kommt.

[17] Auf den Fotos bildet Barbara die Position A ab, und Klaus stellt jeweils die Position B dar.

[18] Im folgenden werden nur noch die genauen Schrittstellungen angegeben, wenn es von Bedeutung ist, ob das rechte oder linke Bein vorn steht.

[19] Vgl. weitere Variationsmöglichkeiten bei Chen (o.J.) und Wang/Zeng (1983).

[20] Vgl. Moegling (1988), Sn.83-93.

[21] Vgl. Moegling (Hrsg.) (1988).

[22] Vgl. Lie (1986), Maier (1985), Tung (1987), Zöller (1986) und Moegling/Moegling (1988).

[23] Vgl. Lie (1986), S.43.

[24] Zöller (1986) empfiehlt, daß Männer die linke Hand in die rechte Hand legen sollen und Frauen umgekehrt.

[25] Die Lokalisierung der Akupunkturpunkte erfolgen nach Zöller (1986) und Jiasan (1988).

[26] Wer nicht bis über die Fußzehen kommt, umfaßt erst einmal die Fußgelenke oder Unterschenkel. Mit der Zeit regelmäßigen Übens wird sich die Dehnungsfähigkeit in der Regel erheblich verbessern.

27 Vgl. zum kleinen Energiekreislauf Zöller (1986), Sn.63ff. und Moegling (1988), S.152-154.

28 Bei Frauen soll die rechte Hand unten sein und bei Männern die linke.

29 Die Gesundheitswirkung jeder einzelnen Brokatübung kann bei Zöller (1986), S.101-111 nachgesehen werden.

Literaturverzeichnis

Chen, William C.C.: Körpermechanik des Tai Chi Chuan. New York 1990.

Chen, Yearning K.: Tai Chi Chuan - its Effects and Practical Applications. Hongkong (o.J.)

Cheng, Man-ching: Ausgewählte Schriften zu Tái Chi Chúan. Basel 1988.

China Sports (1991) H.5, The Founder of Yang-Style Taijiquan and his Successors, S.44-45.

Engelhardt, Ute: Theorie und Technik des Taiji Quan. Schorndorf (o.J.)

Huang, Al Chung-Liang: Lebensschwung durch Tai Chi. Bern/München 1981.

Kobayashi, Toyo und Petra: T'ai chi ch'uan - Einswerden mit dem Tao. München 1989.

Kobayashi, Petra: Der Weg des T'ai Chi Ch'uan. München 1987.

Lie, Foen Tjoeng: Chinesische Naturheilverfahren. Niedernhsn./ Ts. 1986.

Lie, Foen Tjoeng: Chinesisches Schattenboxen Tai-Ji-Quan. Niedernhsn./Ts. 1987.

Lie, Foen Tjoeng / Proksch, Christa: Tai-Ji-Quan Yang-Stil. Norderstedt 1991.

Metzger, Wolfgang / Zhou Peifang: Richtig Taijiquan - die kurze Peking-Form. München 1990.

Maier, Herbert: Pa Tuan Chin. Heilgymnastische und meditative Bewegungs- und Atemübungen. Kassel 1985.

Moegling, Barbara und Klaus: Sanfte Körpererfahrung - für Dich selbst und zwischen uns. Kassel 1984.

Moegling, Klaus: Zen im Sport - eine andere Möglichkeit, Sport zu betreiben. Haldenwang 1987.

Moegling, Barbara und Klaus: Tai Chi als sanfte Körpererfahrung. Niedernhsn./Ts. 1988.

Moegling, Klaus: Die chinesische Bewegungsmeditation Tai Chi Chuan - ein Lehrbuch für Anfänger und Fortgeschrittene. München 1988a.

Moegling, Klaus (Hrsg.): Sanfte Massagen. München 1988b.

Moegling, Barbara und Klaus: Handbuch für Tai Chi Chuan und Körperarbeit. Aachen 1991.

Proksch, Christa: Taijiquan - die Kunst der natürlichen Bewegung. Darmstadt 1987.

Sui, Qingbo: Vom Verständnis der traditionellen chinesischen Philosophie. In: Dao (1991), H.1, S.12-15.

Tung, Timothy: Wushu - das chinesische Ganzheitsprogramm für Gesundheit und Wohlbefinden. München 1987.

Wang, Peisheng / Zeng Weiqi: Wu Style Taijiquan. Hongkong 1983.

Wilhelm, Richard (Hrsg.): Tao Te King. Köln/München 1978.

Wilhelm, Richard (Hrsg.): Das Buch der Wandlungen - I Ging. Köln/München 1982.

Yang, Jiasan (Hrsg.): The Way to Locate Acu-Points. Beijing 1988.

Yang, Zhenduo: Yang Style Taijiquan. Beijing 1991.

Zöller, Josephine: Das Tao der Selbstheilung. Bern/München/Wien 1986.